SAÚDE MENTAL
MELHORAMENTOS DE VIDA

Dedico:
A todos independentemente da procura, raça ou credo, que de um modo ou de outro somam por todos os caminhos!

A todos que não medem esforços no sentido de proporcionar uma vida melhor ao ser Humano.
A todos que esperam por dias melhores.
Já é tempo!

Prefácio

Ponha-se diante deste livro, caro leitor, como quem se depara com o novo, o original escrito em você desde o início. E então, uma vez diante de você, sua totalidade e complexidade, provavelmente constatará que se encontra ante uma realidade a ser admirada, uma tarefa a ser concluída. Você é a obra de arte que marca presença no espaço e no tempo. Infinita e incompleta.

Muitas pessoas já se ofereceram para vislumbrar um desfecho feliz para a epopéia de sua existência. Você talvez se tenha deixado conduzir até o momento em que novamente se encontrou só, no chão quotidiano. Deverá ter aberto um livro que lhe prometia a receita exata, a solução mágica para todos os impasses. E mais uma vez você constatou que não era bem isso que se moldava com o ser específico que é.

Este é um livro simples, claro, com nenhuma outra pretensão senão colocá-lo diante desta mesma senda batida que é a tarefa do viver, compreendendo as vicissitudes, desde suas causas mais óbvias às mais profundas, com capacidade para fazer a vida acontecer e com total determinação. É um livro sem receitas, mistérios, mágicas.

Ele só lhe devolve a bola que você deixou na posse de outrem para que fizessem seu jogo.

Descobrirá, com certeza, o b a ba de múltiplos jogos interessantes. Aí poderá jogar alto, jogar muito.

Você vai descobrir que não precisa viver de ilusões, que pode criar um mundo interessante e administrá-lo com sabedoria. Vai descobrir que pode muito e deve quanto antes assumir este ser integral e livre que um dia decidiu jogar o jogo da vida neste planeta.

Convido-o, portanto, a debruçar-se sobre este livro e sobre você, um ser sempre novo, milenar – e por que não dizer eterno, num posicionamento nunca antes assumido. E depois de conhecer as técnicas muito bem engenhadas por alguém que ama o ser humano e não mais o quer mergulhado no caos, você descobrirá que não é a obra de arte de que lhe falei no início: é o próprio artista.

Desejo-lhe sucesso na leitura e compreensão deste livro e sobretudo na tarefa posterior que é a da apropriação das regras do jogo.

Já temos um bom time e vale a pena. Palavra de vencedor!

Elderina Artifon Canello
Pós graduada em Língua Portuguesa

**Parte 1
Procurando uma luz**

Cap. 1
A descoberta

No momento eu tinha muita coisa que fazer. Principalmente manter-me o máximo possível ocupado. Eu tinha muitas dificuldades...

Quais eram minhas dificuldades?

Ansiedade, medo de morrer, tonturas intensas com sensação de morte iminente, falta de comunicação com as pessoas, raiva, preocupação com o desconhecido, falta de ética, dificuldade em estabelecer metas, necessidade de conhecer a tal verdade sobre qual era meu papel neste planeta, voltado para dentro de mim próprio, sobre minhas dores e perdas, gastrite aguda severa, dificuldades na área de labirinto, fraqueza, dificuldades respiratórias momentâneas, sentimentos de não ser compreendido, de falta de reconhecimento, coisas que eu fazia e não gostaria de ter feito, coisas que não fazia e gostaria de ter feito etc. etc. etc...

Diagnóstico Clínico: Esquizofrenia, Bipolaridade, Síndrome de Pânico, Distonia Neuro Vegetativa, chega... Pois descobri que eram muito mais traumas e transtornos mentais.

Meu primeiro passo foi fazer um check up físico. Tomografias, exames, exames e mais exames!

Resultado: Mandaram-me a um psiquiatra.

Felizmente, meu passo firme em não aceitar medicações do tipo que deixassem meu nível de consciência baixo impediu que o profissional continuasse em frente.

Fui então enviado a uma psicóloga.

Sua técnica me deixava mais ansioso. Pensava: não é por aí. Não pode ser por aí que vou me livrar de tanta coisa. Dizia-me que era por isto, por aquilo, e no fundo eu discordava.

O que poderia uma pessoa saber e me julgar em tão pouco tempo, principalmente se eu aplicava umas mentiras de vez em quando?

Julgava, media, induzia, analisava, dizia o que fazer e o que não fazer, me aconselhava, insultava, avaliava, invalidava, dissecava, torturava... Ora bolas, vou procurar outra! Depois da terceira psicóloga, preferi procurar um psicólogo, talvez a questão fosse por aí. Mas não.

Parecia funcionar bem para os outros. Eu tinha dificuldades...
Está certo que encontrei alguma coisa boa em tudo isto: Decidi
que a psiquiatria e psicologia não seriam mais motivo para
preocupações em minha vida. Quem sabe um dia com algum
avanço a coisa mudasse de rumo. Por enquanto não fui bem
com a coisa.
Desisti.
Procurei então comprar livros sobre poder da mente. Men sana,
A cura pelo poder mental etc. e tal para não citar autores.
Nada. Em verdade parecia que eu não tinha poder da mente e
a coisa era muito irreal para mim. Até que me esforcei
bastante.
A coisa de meu ponto de vista, não daria resultados tão
facilmente como previam.
Parti para a compra de livros de espiritismo. Eram tantos, puxa!
Aí encontrei umas coisas interessantes.
Reencarnação. Espíritos por todo lado. Tenho que pagar por
isso, por aquilo. Só não encontrei em haver, só para pagar.
Parti para a prática. Foi mais desastroso ainda. Não conseguia
captar mensagem alguma que me convencesse que este era o
caminho, apesar de achar ali algumas concordâncias. Aprendi
muito, mas não o suficiente para continuar indo em frente.
Simplesmente eu concordava em partes e discordava em
outras. Aí foi uma seqüência de tentativas. Afinal eu era um
"mente aberta". Florais de Bach, Gnose, hipnose, acupuntura
tradicional, com laser, cromoterapia, Frei Albino Aresi e sua
sonoterapia (eu que queria estar acordado), cristais, florais,
leituras, leituras, religião,
religião. Budismo. Oba! Encontrei alguém pensando muito
paralelo comigo além de Jesus: Buda! Parece ter sido uma
porta bem larga para mim. Regras de ouro: "Não faça aos
outros o que não gostaria que lhe fizessem ou Faça aos outros
o que gostaria que lhe fizessem".
Puxa vida! Se as coisas fossem realmente assim eu estaria
salvo. Por quê? Ora, sempre me considerei um homem de boa
intenção. Talvez o problema é que muitas vezes eu fiquei na
intenção. Mas tinha ainda alguma coisa: e o que me fizeram?
E o que os outros fizeram para os outros? A coisa parecia
realmente um pouco complicada.

Mas um sujeito há dois mil e quinhentos anos atrás já conseguia hoje me conquistar: Buda.

Conquistar sim, resolver meu caso ainda não.

Li sua filosofia. Gostei muito. Teria ainda algo melhor? Se tivesse eu encontraria. Iria até o fim na procura que minha alma fazia. Afinal, eu acreditava que haveria alguma coisa que fosse a solução. Men sana in corpore sano. Talvez: Mente sã em corpo com alma sã, ficaria até melhor.

Mesmo tendo procurado ser o mais correto possível, eu sabia que faltava muita coisa para que eu próprio ficasse contente comigo mesmo. Ou pelo menos saber estar pisando em terra firme.

Por que meu corpo continuava atrapalhando mesmo em bons momentos de felicidade? Será que eu teria de me conformar e ter sofrimentos para sempre? Será que seria verdadeiro aceitar passivamente?

Fui chamado a um novo trabalho na área de topografia por uma empresa.

Recebido pelo diretor presidente da empresa, estudamos plantas e mais plantas de áreas na Amazônia. O INCRA incitava à colonização de algumas áreas em matas de reserva técnica da empresa.

Então eu disse que estava prestes a deixar definitivamente o serviço de topografia.

Veio a pergunta: Por quê?

- Você foi brilhante nesta área de serviço, por que parar com uma coisa que você faz tão bem?

- Problemas meu caro, problemas…

- Mas que tipo de problemas? Você é um profissional bem sucedido!

- Problemas, problemas…

- Ora, se abra comigo. Afinal somos ou não bons amigos?

- Somos amigos, se bons ainda não sei! Mas não são profissionais os problemas que possuo. Então deixa prá lá… disse.

Mas veio a insistência:

- Se ainda não somos "bons" amigos, pois nossa relação é apenas profissional, poderemos começar se você ao menos me disser do que se trata. Quem sabe posso ajudá-lo?

Eu agradeci seu interesse.

Ele me disse, que quando eu perceber uma oportunidade de ajuda, não a deixe fugir.

Bem, pelo menos percebi que tinha amigos. Coincidentemente dias depois, tive um encontro casual com uma pessoa de Salto do Lontra. Começava aí, o encontro com o que minha alma procurava. Contei tudo o que eu havia feito até o momento, para lidar com minhas dificuldades, ou pelo menos amenizar meu sofrimento físico e espiritual. Então ele me disse: "Em uma viagem para os Estados Unidos, fui convidado para uma reunião filosófica, após ter resolvido problemas profissionais. Achei muito interessante o que presenciei naquela ocasião. Com respeito ao que se está fazendo pela nossa humanidade. Vou lhe indicar um livro a respeito, e quem

sabe você goste do assunto e possa ir em frente". Escreveu: Dianética- a ciência moderna da saúde mental. Autor: L. Ron Hubbard.

Então eu comentei:

- Estou cheio de leituras, isso não vai resolver nada. Procuro ação.

Ele me respondeu:

- Acabas de encontrar! Boa sorte.

Saí dali. Fui imediatamente à livraria do Chain. Comprei o livro. Por aproximadamente vinte dias fiquei debruçado lendo Dianética, ora com grande satisfação, ora com dificuldades. Às vezes seguidamente, ou então com intervalos para recuperação do cansaço e raciocínio.

Eu era ávido. Gostava do que lia. Parecia estar ali toda a minha vida.

Como era lógico tudo o que se apresentava. E, dizia o autor, que uma coisa é boa se realmente funciona.

Ora, era atrás disto que eu me encontrava. Já havia encontrado coisas interessantes que estudei e procurei compreender, mas, parecia talvez funcionar para os outros.

Para mim era algo distante, sem muita lógica, que não funcionou no meu caso. Se há uma filosofia com seguidores, algo de bom deve conter, é claro. Mas, nem sempre é definitivo e funcional. Mas o que eu procurava era algo que realmente funcionasse. Não só para o meu caso, mas para toda a humanidade. E, eu estava encontrando isto teoricamente em Dianética.

O autor parecia ter sabido a respeito de toda a minha existência. Só restava comprovar se realmente funcionaria na prática. Era isto.

Telefonei ao meu amigo, indicador do livro, assim que terminei a leitura cansativa até, mas empolgante pelos resultados que oferecia a qualquer pessoa.

Disse-lhe que gostei muito do que li. Estou realmente interessado e confiante em obter maiores informações a respeito, e quem sabe me submeter a técnica dianética.

Então ele me disse que eu poderia realizar alguns cursos com um profissional de Dianética.

Pedi que se possível me inscrevesse junto com ele em algum curso. Felizmente havia vagas e nos inscrevemos em três cursos distintos: Comunicação, Trabalho e auditor book one; manhã, tarde e noite. Seria uma coisa bem intensiva. Claro, eu também não queria perder tempo.

Conheci o profissional de Dianética, um ser realmente fantástico para os padrões que eu conhecia. Parecia ter uma chama muito viva dentro de si próprio. Era ameno e calmante conversar daquela maneira, com seu sotaque Espanhol.

Então eu pensei: A coisa parece ter funcionado mesmo... Deve funcionar para mim também!

Infelizmente ele não havia me conseguido tempo e horário para iniciar com o trabalho dianético. Iria marcar em breve. Por isso eu não tive muita chance no momento de conhecer melhor aquele que marcaria minha vida, como um homem de muito amor e compreensão para com o ser humano. Mas, o profissional superou minhas expectativas. Que "clareza" demonstrou no comando dos cursos!

Cap. 2
O Curso de Comunicação

Deveríamos neste curso aprender a nos comunicar melhor. Como confrontar às vezes, certas pessoas, numa conversa produtiva, franca e serena. Independente do assunto, da pessoa e da circunstância.

Realmente eu achava muito chato quando pretendia puxar conversa, com alguém bem próximo, e faltava coragem. O que a pessoa iria pensar? Julgar-me-ia um atrevido? Não se importaria com minha abordagem? Como reagir a uma negativa de diálogo?

Que difícil era conversar com uma pessoa que só resmunga e não diz absolutamente nada. Mal faz um hum. hum!

Que decepcionante contar uma grande vitória alcançada e a pessoa responder: é mesmo?

Que triste era ter uma conversa com alguém nas nuvens que dizia prestar atenção, mas que sempre vinha com a pergunta: o que foi mesmo que você disse?

Que terrível força de vontade continuar uma conversa em que a pessoa te interrompe a todo instante cortando seu raciocínio. Ou quando a pessoa não pára de falar, dando oportunidade ao diálogo, virando puro monólogo.

Que desconcertante ir com um casal a um restaurante e os maridos conversando de um lado e as esposas de outro.

Que estranho fica todo mundo falando ao mesmo tempo. E, que chato quando certa pessoa não fala nada.
E ainda finaliza: é sábio ouvir! Ora... pegue uma fita gravada e ouça.
Que difícil conversar com quem olha para todos e para tudo menos para você. Você faz uma pergunta e nunca obtém uma resposta.
E aquele que sabe tudo, hem? Tudo ele já viu, ouviu. Mas quando interrogado simplesmente diz: Este assunto está se tornando chato. Ora! Chato é o assunto que não se conhece. Branco só dá a quem não domina o assunto, ou quando pensou que entendeu estava longe de fazê-lo.

Bem, eu poderia citar aqui diversos tipos de falha de comunicação. Foi isso que eu treinei no curso. Treinos(Trs). 0 inicial, 0, 0 de provocação, 1,2,3,4.

No Tr-0 (zero) inicial - percebi como às vezes é difícil estar em frente de outra pessoa e não fazer mais nada do que estar ali.

No Tr-0 - aprendi a estar simplesmente em frente de uma pessoa em qualquer circunstância, sem ter que falar, mas estar ali confortavelmente, sem ficar se coçando, rindo ou como um bobão.

No Tr-0 de provocação - verifiquei como é difícil se portar diante de uma pessoa que faz micagens, diz ofensas, faz comentários nada próprios, enfim, lhe provoca sem que você reaja à provocação. Simplesmente estar ali.

No Tr-1 - Como fazer para simplesmente ouvir e estar em concordância com o dito. Está bem, obrigado.

No Tr-2 - Procurar entender bem o que foi dito, ao ponto de repetir tudo sem acréscimos, mudanças ou de maneira incompleta.

No Tr-3 - Aprendi como obter respostas a pergunta formulada, sem permitir fugir da mesma ou não responder, completando o ciclo.

No Tr-4 - Treinei como lidar com pessoas que de vez em quando respondem, mas que às vezes falam coisas completamente diferentes das desejadas. Indico que entendi e formulo novamente minha pergunta, até obter uma resposta à minha pergunta. Então agradeço por me responder.

É claro que mais tarde tive a oportunidade de fazer os treinamentos de nível mais alto de comunicação: os Trs de 4 a 9, que me ensinam como lidar com situações mais embaraçadas, drogados etc...

Curso de problemas do trabalho:

Um assunto realmente apaixonante, quando se percebe as falhas cometidas nas diversas áreas do trabalho. De que depende a manutenção de um emprego? Como lidar com as confusões do mundo cotidiano no trabalho? O trabalho é necessário?

O segredo da eficiência. A vida como um jogo. A comunicação no trabalho. Estafa. O homem bem sucedido.

Foram temas para um painel completo para o sucesso profissional.

Quanta insegurança existe quando não há conhecimento. Depender de sorte é depender de ausência de conhecimento, treinamento e segurança. Como começar, mudar e parar alguma coisa.

A ausência de trabalho e problemas para serem solucionados levam muitas pessoas além do sedentarismo, a casos mais complicados como solidão, stress, ansiedade, depressão etc .

Outras coisas também levam a isso, mas uma pessoa bem ocupada estará mais longe de tudo isto.

Curso de auditor book one:

Entende-se como auditor (audire) uma pessoa treinada para ouvir. O nível de conhecimento deste profissional estende-se a graus bem elevados, mas neste caso o book one é apenas o começo.

Mas aqui aprendi uma regra básica. Dar opinião, avaliar, invalidar são palavras não utilizadas nesta técnica. Apenas, ao iniciante que ainda não é claro, esclarecido, livre de culpas, livre de tormentos, de sombras do passado, de dor e perdas lhe são feitas perguntas a que possa responder, sendo ouvidas, compreendidas e dado o reconhecimento.

O que se procura é estabelecer quando um assunto semelhante lhe causou problemas no passado. Quando aquilo começou de fato. Se o preclaro encontrar situações semelhantes já ocorridas, com certeza se aliviará. Se encontrar quando começou então, a coisa cessará de perturbar. É isto. Encontrado o que ocasionou aquilo, então a coisa é limpa, clareada. Pode-se fazer uma listagem de problemas, dores, perdas, acidentes, medos, angústia, depressão, etc, e repassá-los um a um clareando e limpando tais áreas de problemas que nos levam a uma sobrevivência menos que ótima, nos deixando com toda aquela série de queixas constantes na maioria das pessoas. Inicia-se tal limpeza com coisas menos pesadas como um momento agradável, levemente desagradável até realmente incidentes com marcas profundas. Clareia-se tudo. Desde uma briga até um trauma mais difícil e imaginário.

Funciona. É isto, funciona!

Cap. 3
A Terapia

Parti para o Estudo do Conhecimento para melhorar minha vida. Pedi para o meu futuro auditor para marcar uma entrevista e possivelmente minha "terapia" num intensivo de aproximadamente quarenta e cinco dias de duração inicial.

Ora, no livro de dianética existe a promessa que em aproximadamente trezentas horas se pode chegar ao nível de Clear, pois, era isto a minha pretensão inicial. Como não havia horário disponível para o momento, acabei esperando por uns trinta dias. Destes, quando haviam se passado dez eu telefonei, perguntando se me havia esquecido.

Ele respondeu com docilidade que muitas pessoas precisam de ajuda e que assim que houvesse disponibilidade de horários para um intensivo com sessões várias vezes por dia, ele me telefonaria.

Passados mais vinte dias ele me telefonou e perguntou:

- Você pode...?

- Posso sim, quando você indicar pois estou somente esperando por isso.

Comecei imediatamente com o intensivo. O preço era bem em conta. Senti-me inicialmente como carregando um saco cheio de laranjas nos ombros e que iam sendo tiradas aos poucos, aliviando-me o peso. Quando me foram tiradas as primeiras laranjas, ou melhor, clareadas algumas áreas de minha vida, não senti tanto a diferença de peso ou o alívio. Mas neste ponto eu não pensava em desistir.

Sabia que o caminho não eram só rosas e que havia também os espinhos.

Por isso fui em frente, pois não sou de desistir fácil numa situação em que esteja prevendo sucesso. Algumas sessões mais e eu já havia eliminado uma dúzia de laranjas do peso.

Quando já havia eliminado outras tantas, comecei a perceber mudanças. As pessoas começaram a perceber mudanças em mim.

A coisa funcionou mesmo.

E neste ponto, provavelmente ninguém desistirá mais, muito menos eu. Elisa, minha esposa, da mesma forma gostava do que eu estava fazendo. Está certo que me parecia ser o peso que outros carregavam, bem menor. Afinal não era eu a carregar o peso dos outros. Bastava o meu próprio, e já era muito.

Finalizamos aquele intensivo cheio de esperanças, e já pensava no próximo. Tinha com alegria completado a linha direta de A-R-C (afinidade, realidade e comunicação) e partia para novos conhecimentos de mim próprio e da vida. Um dia, quem sabe, poderei relatar dados deste trabalho inicial com maior destaque.

Após esta etapa parecia que tudo havia mudado. As pessoas mudaram. Nós mudamos. O sol mudou e as flores também. Na verdade era eu que já apreciava as mudanças.

Procurei pôr mais conhecimento técnico ao ler o livro Dinâmicas da vida, do mesmo autor. Li também outras matérias editadas em apostilas, a respeito da tese original, a história do homem, fundamentos do pensamento, um novo ponto de vista, altos e baixos e o caminho para a felicidade que eu adquiri a preços módicos. Interessava-me mais e mais sem me tornar fanático. Com os pés bem no chão.

Aos poucos percebia quanto de amor à humanidade este indivíduo Ron havia dedicado. Como ele soube reunir numa filosofia tanto conhecimento de nossos antepassados ilustres desde Buda, ou até antes dele, passando por grandes nomes de nós todos conhecidos. Como ele soube

dar valor a todo conhecimento sem guardar em cofres a sete chaves. Aliás, ele sempre dizia que conhecimento guardado pouco serve ao cidadão comum. Incitava ao auditing e a levar adiante suas idéias como auditor. Como soube ele tirar proveito do que já era conhecido para poder simplificar, ratificar ou eliminar algo para que realmente funcionasse. Todos os conhecimentos foram importantes nesta seleção. Em todas as áreas. Mas o produto final que ele concretizou foi realmente espetacular. Um doutor em filosofia e Engenheiro Nuclear. Ora, um engenheiro!

Marquei novamente nossas sessões com o profissional. Novamente e novamente.

Num destes intervalos de tempo, eu e Eliza fomos viajar pela Europa num giro por doze países. Alugamos um carro em Madri e perfizemos mais de dez mil quilômetros pelas estradas secundárias e auto-estradas. Vimos como esta técnica já era muito conhecida por lá. Afinal somos apenas do terceiro mundo, como dizem.

Em Saint Hill Manor, Sussex, Inglaterra, bem próximo a Londres, estivemos na sede da organização. Afinal foi ali que Ron desenvolveu a maioria dos processos de sua técnica de ajuda. Também adquiri um E-meter, um aparelho auxiliar na localização de assuntos com carga para serem trabalhados. Fiz os treinamentos.

De volta ao Brasil, novamente continuei com minha "terapia" por outros tantos dias. Bem que eu previa que minha carga era danada. Ou então eu fui mais complicador em resolver meu caso. Talvez eu tenha complicado um pouco. Não seria novidade alguma. Complicava mais que o necessário. Mas a compreensão aumentava. E isto era bom!

Então é que percebi que muita coisa tinha pela frente e que minha responsabilidade havia aumentado sensivelmente. Então mãos à obra!

Em toda essa trajetória eu fazia minha parte também como auditor num aprendizado. Empenhava-me em ajudar algumas pessoas em conseguir alcançar suas metas. Como é gratificante observar que seus preclaros também estavam tendo sucesso.

Parece ser tão bom auditar como ser auditado. Ouvir como ser ouvido. As vitórias de um somam-se às do outro.

Os trabalhos iniciais costumo dizer que são uma preparação da estrada que logo receberá o asfalto. São uma quantidade de perguntas em diversos setores que fazem com que a pessoa relembre tantos momentos, percépticos, que possibilitam a melhoria em diversas áreas.

Passei também pelo treinamento em "assistes" de localização, de contato e de toque, onde o Ron conseguiu com técnicas bem simples, ajudar as pessoas em dificuldades como tonturas, febre, drogas, fazendo localizar coisas. Pedir simplesmente à pessoa em dificuldade que localize objetos e coisas à sua volta.

Definindo, dizendo o que é, que cor possui, que temperatura etc, passando a tocar e sentir as coisas próximas.

É tão simples e funcional.

No assiste de contato é simplesmente a pessoa entrar em contato com a coisa ou objeto que o feriu. Se estiver em movimento esperar que pare. Se estiver quente esperar que esfrie. Por exemplo: se bateu com a perna numa cadeira, fazer o mesmo movimento e encostar o local ferido na cadeira por um tempo considerado suficiente.

Incrível, pois a dor vai embora e provavelmente não restará muita coisa.

Nos assistes de toque é como se fosse uma imposição de mãos no local onde houver uma dor, ferimento ou desconforto. É claro que exige uma técnica

apurada, mas é simples e funciona de fato. A dor vai embora e o desconforto desaparece.

Quanto mais assistes se fizer, mais chances de se obter sucesso em casos complicados.

Não é em nenhum caso uma cura. É somente uma ajuda para fazer a pessoa entrar com o pensamento em contato com as partes do corpo afetadas, dissolver o bloqueio existente, e entrar em comunicação com o próprio corpo. Sentir e projetar melhora ao ponto problema.

O aparelho E-meter também auxilia na localização através de reação em um assunto no qual o preclaro tem dificuldade de lidar; se uma coisa obtém reação, então se lida com o problema. É como se o meter sinalizasse: é uma área para ser trabalhada. Isto facilita e encurta a "terapia". Assuntos que não reagem, não são trabalhados. Implica em não "perder tempo" com assuntos "frios".

Um bom auditor deveria fazer o curso de utilização de um E-meter. É um curso extenso mas que vale a pena. Deve-se passar com nota 10. Existem diversas sinalizações da agulha no aparelho, sendo que algumas são físicas e outras reações psicossomáticas. As principais são em numero de dezesseis. A mais importante de todas, sem dúvida, é a agulha Flutuante que indica que aquele assunto em questão está limpo e é o ponto final naquela investigação. As reações são indicações ao auditor a respeito do assunto e são eficientes armas de acompanhamento de um caso. Um assunto sempre é passado ou finalizado com a presença de uma F/N (agulha flutuante).

Neste ponto, a própria pessoa já sente que o assunto está inteiramente compreendido e poderá atestar a vitória!

Cap. 4
A compreensão

Toda palavra deve ser bem definida e compreendida para que o estudante siga em frente. Eis o motivo de não se gostar de determinada matéria, de determinado professor. Alguma coisa não foi bem compreendida, levando, às vezes, o estudante a desistir de tudo. Quando não se compreender bem um assunto é verificar o que foi que anteriormente não havia definido bem sobre o mesmo.
Muitos estudantes ficam sonolentos, dá "branco" numa prova ou algo assim. É tão somente falta de compreensão. Ter passado por cima de algo que não assimilou direito e ido em frente.
Funciona e é assim que se estuda: dicionário sempre à mão. Levar em frente tudo com boa compreensão.
Definir uma palavra e então dar um exemplo numa frase. Aí fica fácil. Compreendo agora que em muitas conversas com pessoas acontece algo semelhante.
Por não ter entendido bem a palavra ou frase dita por esta pessoa, a gente entra numa espécie de não querer saber a respeito do que a pessoa está falando.
Talvez a gente tente mudar de assunto. Acha tudo chato dali em diante.
Acha a pessoa chata, pode-se até entrar em raiva ou atrito simplesmente por não ter entendido do que a pessoa realmente falava.
Mas no fundo não compreendemos o que se passa e achamos obviamente que a pessoa é que é a chata, quando na verdade, às vezes somos nós próprios que não entendemos bem a coisa e podemos ser os chatos da história.
É muito fácil saber que, quando um estudante gosta muito de uma matéria também gostará facilmente do professor, é isto. O contrário também está dentro desta mesma lógica. Pode ser um assunto de trabalho, de uma palestra, de matéria jornalística, etc.. Nem sempre não gostamos por não termos entendido bem, mas às vezes isto ocorre com freqüência.
Pegue um jornal, por exemplo, e peça para um amigo ler as manchetes principais. Veja se consegue repetir exatamente o que foi lido pelo amigo.

Se não conseguir repetir exatamente as cinco manchetes lidas primeiro, então saberá do que estou falando! Se cinco frases são tão difíceis de serem repetidas, imagine uma conversa inteira, uma aula inteira.

Lembre-se de que a maioria das guerras e desentendimentos mundiais tiveram sua origem na falta de boa comunicação. De bom entendimento verbal entre as partes.

As idéias podem muito bem ser palco de conversações, porém o que foi mal compreendido dificulta tudo. É simplesmente isto o que ocorre.

Um grande filósofo costumava dizer que um grupo de pessoas dificilmente consegue chegar a um entendimento. Isto porque muitas idéias geram discussão e poucos resultados. Por isto talvez que os grandes feitos da história tem sido produzidos por um só indivíduo.

Veja os exemplos que se pode conseguir. São inúmeros. E um grupo o que fez?

Bem, talvez se tenha feito algo é porque havia uma grande liderança de uma pessoa. Uma pessoa que tomou a iniciativa e aí sim, apoiado por um grupo que o auxilia

então a coisa cresce. É muito importante a força de um grupo em apoio a uma idéia de consenso.

Por isso é muito interessante compreendermos tais coisas, o que nos possibilita acreditarmos um pouco mais em nós mesmos. Ou, se for o caso, apoiarmos pessoas com as quais concordamos estarem pensando e agindo como nós próprios o faríamos ou gostaríamos de tê-lo feito.

O mérito não está só em fazer coisas, mas também em apoiarmos coisas que estão sendo feitas.

Fazer alguma coisa e não receber apoio de ninguém é quase como não ter sido feito nada. É tão nobre fazer como apoiar quem faz!

Cap. 5
Casos de Auditing

Neste capítulo relatarei alguns casos fictícios. É para que se possa ter uma leve idéia de como se aplica e como funciona a técnica de retorno Dianético.

Devo comentar preliminarmente que a técnica de retorno tem como objetivo ajudar a pessoa a voltar ao ponto do passado em que algo aconteceu, retornando mais e mais até encontrar o ponto básico em que algo deu origem a um problema reestimulado e sentido pela pessoa até o presente.

Uma vez que a pessoa encontra esse ponto normalmente esquecido ou mascarado, então ela pode se tornar livre, atenuando o sofrimento ou até apagando, então arquivando como memória e experiência. Passando a não causar mais desconforto à pessoa auditada.

Neste caso a pessoa fica livre e feliz por ter descoberto o que lhe causava sofrimento. Entrará em bom tom e no E-meter (aparelho que auxilia o auditing) acusará uma agulha flutuante, sinal que o caso tratado está terminado.

Inicialmente com qualquer preclaro, faz-se uma listagem de problemas que a pessoa possui e tem queixas. Vê-se as reações no E-meter. Trata-se então, em seqüência, aquilo em que se obteve reação maior.

Procura-se limpar primeiramente os problemas de desentendimentos com alguma coisa ou pessoa. Depois com problemas que a pessoa possui no agora. Se tem algum desconforto com a sala, com os sapatos, com a cinta, se quer ir ao banheiro ou coisa assim.

Em seguida os segredos que alguém está quase descobrindo. Não os que ninguém nem chegou perto. Não os que já descobriram, mas os que alguém quase descobriu. Limpos tais rudimentos, então começa-se a lista em que se obtive as reações indo até o final em que a pessoa já não possua queixa alguma em sua vida. Tudo está claro.

No caso número 1, Maria possui uma grande alergia nos olhos. Começamos o auditing até chegarmos no dia em que trataríamos o caso de alergia nos olhos.

Então lhe peço gentilmente que me conte uma ocasião em sua vida que teve alergia nos olhos.

Me diz terem sido tantas... Peço que retorne a uma ocasião em que tenha boa recordação de um incidente de alergia nos olhos.

Ela me conta que aos l8 anos se prepara para uma festa, pinta-se e coisa e tal, quando percebe que começam as coceiras nos olhos dando início ao processo alérgico, inchando os olhos. Desiste de ir à festa, coloca um certo colírio e acaba indo dormir. Custa bastante até pegar no sono.

Peço então que me conte novamente o caso, para termos certeza de que algo não ficou de fora, sem ter me contado. Mas, o caso se repete como um disco.

Então peço que retorne a uma ocasião anterior semelhante de alergia nos olhos, a mais antiga que puder.

Ela me diz que aos l5 anos aproximadamente, está num barzinho tomando algo com amigos, quando sente ter iniciado o processo de coceiras vindo a inchar os olhos.

Novamente sai dali, dá uma desculpa e vai para casa passar um colírio e que demora uns dois dias para voltar ao normal.

Assim ela me conta mais uma ocasião em que na praia jogando vôlei, entra um pouco de areia nos olhos e que dá inicio a uma nova crise de alergia. Reconta tudo.

Nada de chegar a uma agulha flutuante o que encerraria o caso. Peço então que retorne à uma ocasião mais antiga que puder em que teve alergia nos olhos. Então
ela me diz que não consegue localizar nenhuma ocasião anterior. Que não "lembra" mais nada. Pergunto-lhe se existiria uma ocasião mais antiga. Ele diz que é possível, mas não localiza. Pergunto, então, o que é possível que exista e que não consegue localizar?

- Bem, estou percebendo algo.

-       Continue...

- Parece-me que eu tenho uns 7 a 8 anos. É isto. Eu e meu irmãozinho brincamos numa construção em frente de nossa casa, enquanto os trabalhadores almoçam. Logo eles querem retornar ao serviço e como somos incômodos, nos fazem sair dali. Não queremos, mas ele nos joga uma pá de cal e pega bem nos meus olhos. Saio dali correndo e chorando em direção de casa. Minha mãe me dá banho, lava bem meus olhos, mas eles incham, dói muito. Então minha mãe me leva ao médico. Mas... será por isso que tenho essa alergia?

O que você acha? – pergunto eu.

Ela me diz que só pode ser, no mesmo instante em que reparo que a agulha do E-meter está flutuando. "Bem, obrigado por me dizer tudo isto e fim de sessão!"

Ela ainda me pergunta se é isso. Falo para ela que me diga "fim de sessão!"

Então ela repete "fim de sessão".

Faz uns quatro anos. Desde então, Maria não teve mais queixas de alergia nos olhos e as medicações que trouxera do exterior podiam ser postas de lado, enfim.

No caso numero 2, Alfredo possui uma queixa de dor de cabeça, e sendo tratados os casos iniciais, passamos na seqüência da reação no E-meter que dizia respeito à sua dor de cabeça.

Pergunto a ele que tipo de dor de cabeça ele sentia, uma vez que as causas podem ser completamente diferentes assim como diferentes os tipos de dor numa só pessoa.

Ele relata que sua dor era como se fosse uma "pancada", nada de agulhada, pulsação ou compressão.

Peço então que localize uma ocasião específica em sua vida, em que sentiu uma dor de cabeça como se fosse uma pancada.

Depois de afirmar que várias vezes isto ocorreu, então me conta uma vez em que estava aos 25 anos, preparando-se para ir a uma pescaria com os amigos. Relata que chegou a ir até um riacho, mas que as dores que sentia na cabeça o impedia de estar satisfeito com o que poderia ter sido uma bela diversão. Conta-me do cheiro que sentia à beira do rio. Dos sons dos pássaros, e de como eram coloridos os diversos tons de verde na mata. Até que enfim se sentiu livre da dor que o atormentava quando já retornava do passeio.

Solicito que retorne a uma ocasião anterior de dor de cabeça como se fosse uma pancada e me conte.

Conta que já tivera tantas, mas que lá pelos l9 anos num jogo de futebol, sente a mesma dor incomodando ao ponto de ter que parar de jogar. Depois vai para casa, toma um banho e se deita persistindo a dor até conseguir dormir.

Peço que me relate novamente para ver se não esqueceu de algum detalhe.

Nada.

Solicito então que localize uma ocasião anterior semelhante de dor de cabeça como se fosse uma pancada, a mais antiga que puder e retorne a ocasião para me relatar o ocorrido.

Diz que aos 12 anos, estando numa sala de aula, vai até a professora e faz a queixa da dor, sendo aconselhado a tomar um analgésico. A dor custa muito a parar. Reconta tudo e nada de obtermos a tão esperada agulha flutuante no E-meter.

Peço então que localize uma ocasião anterior semelhante de dor de cabeça como se fosse uma pancada.

Não se recorda de nada anterior.

Pergunto se poderia existir uma ocasião anterior. Me diz que é possível, mas que não se lembra.

Pergunto exatamente "de que você não se lembra?"

- Puxa! O que me vem a mente é o dia em que dou uma tremenda pancada na cabeça ao passar em baixo de um andaime da casa. Estamos brincando de pega - pega e de repente ao correr, bato com a cabeça naquela madeira. É isso, eu sinto a mesma dor. Dor de pancada. Que estranho, não? Sentir aquela mesma dor todo este tempo e não ter feito a ligação antes!

- Bem, lhe digo que sua agulha está flutuando, é isto que leio no E-meter.

Ele me agradece e dou o fim de sessão. Ele sai todo feliz. A dor ele nunca mais relatou ter sentido novamente.

Fiquei feliz também, como é bom poder ajudar!

No caso numero 3, Saul faz a queixa de uma forte dor no peito como se fosse um "ferro" atravessando suas carnes. Relata também o quanto de medicação já havia tomado com suspeitas cardíacas.

A dor o acompanhava por muitos anos, nem sabendo ele desde quando exatamente.

Contado o primeiro caso, peço que localize uma ocasião anterior semelhante de dor no peito como se fosse um ferro.

Me diz que sim.

Peço então que retorne à ocasião e me dê o melhor detalhamento possível do incidente.

Conta que estava no sítio de seu tio, aos 16 anos, cavalgando há um bom tempo, quando sente as dores terríveis no peito. Pára. Descansa. Relaxa. Nada.

Continua aos poucos até chegar na sede. Toma uns comprimidos e se deita em uma rede. Adormece. É só.

Solicito que reconte tudo, se possível com o começo uma pouquinho antes, mas não conseguimos ainda desta vez uma agulha flutuante.

Então peço que localize uma ocasião anterior semelhante de dor no peito como se fosse um ferro, a mais antiga que puder.

 Ele localiza e, após eu pedir que retorne e me conte o ocorrido, me fala de uma ocasião aos l4 anos de idade está assistindo TV, quando sente a dor no peito. Foi a primeira vez que foi ao médico. Medicado, a dor cessa e acaba passando.

Solicito que localize ainda uma ocasião anterior semelhante de dor no peito como se fosse um ferro atravessando suas carnes, mas inutilmente.

Não consegue uma só recordação. Tento novamente e nada.

De repente ele me diz que está tendo umas imagens esquisitas.

Peço que me conta o que puder.

Ele me diz que deve estar criando tudo isto!

Então reforço o pedido e me conte mesmo assim.

Ele diz ter aproximadamente 3 meses de idade, estar deitado em um berço, sua mãe lhe passa algo na barriga, nos ouvidos, pois está chorando, e gostaria de poder falar e dizer que a dor que sente é no peito. Ela o pega no colo, canta uma canção, embala-o e acaba dormindo cansado de chorar.

Não obtemos ainda uma agulha flutuante, o que me leva a solicitar uma ocasião anterior semelhante.

Ele rispidamente me diz se eu quero saber a respeito de seu nascimento e ventre de sua mãe.

- Olha só!

Então gentilmente eu lhe digo que se ele quisesse me relatar algo desta ocasião, teria prazer em ouvir.

Dá umas risadas e diz que provavelmente não encontrará melhor lugar para dormir que aquele lugar quentinho e gostoso.

E, que seu nascimento foi uma coisa esperada por ele e provavelmente tão festejada, como pelos seus próprios pais.

Agradeço por me dizer e insisto então que localize uma ocasião anterior semelhante de dor no peito como se fosse um ferro.

Dá novas risadas e diz: "Impossível! Contei tudo desde o começo de minha vida até o presente".

Então pergunto se existe a possibilidade de algo ter ocorrido anteriormente.

Então ele diz:

- Como posso saber? Talvez sim, talvez não. O que eu contar de algo assim, ainda anterior aos 3 meses, provavelmente seria coisa de cinema ou pura imaginação.

Pergunto se algo imaginável poderia no seu caso ser real.

- Olha, já me passou uns pensamentos que mais parece loucura do que realidade!

O que lhe passou?

- Ora bolas, que eu estou cavalgando com uns amigos, devo ter perto dos 26 anos, uma turma e tanto! Quando saímos das vegetações ao campo aberto, puxa! Não é brincadeira e sim uma batalha que estamos enfrentando. Lutamos com orgulho, com raça. É triste, mas também divertido, até que, em dado instante alguém me acerta uma espada no peito, caio do cavalo, sinto fortes dores e desmaio.

Na verdade, vejo meu corpo de uma posição mais alta. Morri. Hei! É a mesma dor no peito que eu sempre senti! É como se fosse um ferro... A verdade é que foi um ferro que me atingiu. Afinal é disso que se fazem espadas. O quê? Então você acha que tive uma vida anterior?

Não respondo e lhe questiono.

- O que você acha? – pergunta ele - Parece que sim, será? Afinal a coisa é uma pouco complicada. Mas estou contente de ter encontrado isto para relatar.

Digo então que sua agulha está flutuando!

Agradece e pergunta se eu acredito em Reencarnação.

Digo que no momento o que importa é que sua agulha flutuou e dou fim de sessão.

Então me diz: "É, acho que está na hora de começar a acreditar em certas coisas!"

Peço a ele que me diga fim de sessão.

Então encerramos. Ambos satisfeitos. Que bom!

O caso número 4, Rosa Inês se queixa de uma dor no braço esquerdo. Partimos para o retorno e assim entramos em Dianética.

Na primeira localização de uma dor no braço esquerdo, ela retorna aos 30 anos de idade, e conta que depois de uma viagem pelo interior, ao chegar em casa já está com a tal dor no braço. Não sabe exatamente como começou. Através de analgésico consegue esquecer a dor.

Peço que localize uma ocasião anterior de dor no braço esquerdo, a mais antiga que puder.

Retorna a uma ocasião em que havia uma festa em sua casa, as pessoas dançavam ao som da jovem guarda, mas não se sentia completamente feliz pois seu braço doía muito. Tinha apenas l5 anos e já sentia dores que sua mãe dizia ser reumatismo. Mas reumatismo não é coisa para velhas?

Ora, não admitia ser tal coisa. E, naquela noite felizmente ao dançar com um garoto interessante, a dor sumiu. Foi isto.

Localize uma ocasião anterior semelhante de dor no braço esquerdo.

- Sim, - me diz ela.

Então peço que retorne àquela ocasião e me conte tudo que puder.

Relata então, que estavam vindo da praia quando num sinaleiro próximo de sua casa, tiveram uma batida de carro. Tinha uns 8 anos na ocasião.

- Fomos todos parar num pronto socorro. Meu caso para mim era o mais importante pois havia quebrado o braço esquerdo. Adeus férias. Tinha que acontecer logo comigo. Fico com o braço engessado por uns quarenta e cinco dias. Todos assinam seus nomes no gesso. Grandes coisas! Quando retiram o gesso, sinto meu braço tão leve e sem tato como antes. Me acostumo aos poucos com a situação. Como se sofre com dores quando se quebra um braço e, que chato não poder brincar à vontade logo nas férias. É uma dorzinha chata e latente como a que sinto às vezes. É isto.

As dores que sempre sentia são semelhantes a quando quebrei o braço! Puxa vida parece que encontramos o começo de tudo isto.

Digo então que sua agulha está flutuando e encerro mais esta sessão.

É claro que procurei contar aqui resumidamente os incidentes destes pré-claros de nomes fictícios, porém de casos reais.

 Apenas procuro relatar aqui a maneira como num retorno ao acontecimento se pode conseguir bons resultados com facilidade.

Isto é o começo. Afinal, um bom começo!

Cap. 6
Um trabalho gratificante

É claro que dentre os que se propuseram a fazer este trabalho de melhoramentos de vida, infelizmente, houve desistentes.
Não chegaram a se dar o tempo necessário para alcançarem as primeiras vitórias ao terem iniciado poucas sessões.
Procurei aqui tão somente fornecer exemplos de caso, e como as pessoas sem uso de artifícios, medicação ou hipnose, podem conseguir resultados definitivos em suas vidas.
É como costumo dizer: As pessoas já sofreram demais! Não se precisa hipnotizar ninguém. Já se encontram hipnotizados o suficiente.
Temos é que des-hipnotizá-los, trazendo-os a uma nova realidade e vida. Dar às pessoas plena consciência e liberdade para serem felizes. E isto eu consegui, pelo treinamento que obtive.
Auditei em certa ocasião um preclaro, que passou boa parte de uma sessão insistindo em que teria provocado a morte de pessoas na segunda guerra mundial.
Teria provavelmente sido algum oficial que dera ordens para que pessoas fossem torturadas e mortas. O caso estava muito difícil pois não chegávamos a uma agulha flutuante (F/N).
Nas várias recontagens do retorno sempre apareciam um ou outro detalhe a mais. Foram mais de uma dúzia de recontagens do incidente sem ter se obtido um tom melhor de satisfação para o pré-claro (Pc).
Havia alguma coisa ali que o próprio Pc não compreendia como uma lógica verdadeira para ele. Procurei então localizar onde teria se passado tal incidente.
- Polônia provavelmente. Não, Polônia com certeza. Lá pelo ano de l943. Talvez pelo mês de setembro, quem sabe dia 22. Achei que me daria a hora, minuto e segundo se eu fosse insistente.
Então pedi que me desse dados desta provável ordem de tortura e morte.
A coisa desandou!
Era na verdade ele próprio a pessoa torturada e morta. Conta com detalhes como foi tirado à força de sua casa e levado para um aquartelamento militar na vila.

Posto em uma prisão improvisada, logo chegaram os oficiais militares para lhe fazerem um monte de perguntas, apenas interrompendo o interrogatório para o espancarem, com chutes, socos e estocadas de armas.

O preclaro se contorce, geme, chora.

Até que finalmente aliviado conclui que não foi um mandante, mas uma vítima da tortura e morte na guerra.

Fica muito contente com isto, pois o que o torturava era a falsa idéia de ter sido um carrasco, quando para seu contentamento verifica que foi apenas a vítima. Neste ponto sua agulha está flutuando e encerramos a sessão.

Se, neste caso, não tivéssemos o auxílio do E-meter para indicar com precisão a agulha flutuante, então talvez, tivéssemos encerrado a sessão com carga negativa maior ainda. A falsa idéia de ser torturador e não torturado, iria, desculpe a redundância, torturá-lo por toda a vida.

É isto que pode ter ocorrido com muitas sessões em outras "técnicas" em que foi encontrado um grande número de pessoas afirmando serem Hitler, Napoleão etc. e tal...

Na verdade, tais pessoas podem ter sido vítimas de tais indivíduos ou de seus mandantes, ter vivido junto com tais líderes e cada caso poderia ter sido resolvido se o esclarecimento fosse feito até o final, ou seja, até uma F/N.

Eis aqui um bom motivo para as pessoas não aceitarem a Reencarnação. É muita gente afirmando ter sido a mesma pessoa, o que na verdade foi muita gente ter sido vítima da mesma pessoa, convivido com ela, ou alguma relação que poderia ter sido descoberta, se a sessão tivesse sido "bem técnica", como é em Dianética. Alguém que afirma por exemplo ter sido Jesus Cristo, na verdade vive na valência dele. Pensa ter sido ele.

É lógico, se pensarmos o quanto este homem Jesus influenciou pessoas e o faz até hoje, é tão somente o ponto chave de uma história do passado.

O que não imaginou o imperador Constantino, era quanta confusão e até desesperança ocasionaria seu gesto de mandar queimar todas as Bíblias, retirando daí para frente a palavra Reencarnação.

Mas isto é assunto para os religiosos avaliarem as palavras do próprio Cristo: "Eu vim e não me reconheceram, virei e não me reconhecerão". Ou a dos apóstolos a respeito de quem teria sido Jesus no passado: "Uns dizem que és Elias, Jeremias ou algum dos profetas". Quem sabe possam até nos dizer que tipo de nave arrebatou Elias aos céus (sic...).

Esta é uma questão tão polêmica que prefiro ficar fora. Apenas permitir que cada indivíduo possua sua opinião própria, assim quem sabe permitam que eu tenha a minha.

Por isso sou contrário ir direto às técnicas de regressão a vidas passadas. O que se deve fazer é procurar melhorar a vida de alguém através dos fatos que atrapalham a felicidade nesta vida.

Se porventura alguém for buscar fatos de vidas passadas para melhorar sua vida no presente, então O.k.!

No entanto não se pode simplesmente ir pedindo à pessoa que vá para uma vida anterior. A coisa acontece

normalmente e quando necessário. Apenas e tão somente quando algo do presente o leve ao passado.

Diferente do que muitos afirmam, não tive oportunidade de auditar qualquer Pc que tivesse tido alguma vida anterior como pessoa ilustre e conhecida da história mundial.

Isto principalmente porque o que nos interessa são os problemas psicossomáticos e não exatamente quem foi a pessoa no passado em termos de importância histórica.

Cap. 7
Vidas Passadas

Eu não aceitaria ninguém como pré-claro que quisesse simplesmente satisfazer simples curiosidade.
Vidas passadas podem ter grande importância numa terapia quando resolvem problemas.
Vidas que não tiveram dores, perdas, sofrimento e incompreensões, são de pouca ou nenhuma utilidade para assuntos psicossomáticos.
Apenas os dados estritamente necessários é o que se procura obter. O Pc nem precisa acreditar em vidas passadas. O que importa é relatar o incidente e obter compreensão para seu próprio caso. Não é uma questão de acreditar ou não. Eu também não acreditava. Dancei.
Para mim pessoas do quilate de Abraão, Moisés, Elias, Davi, Buda, Jesus, Maomé, Lutero, Da Vinci, Tolstói, Gandi, Luther king, Joseph Smith, Hubbard, João Paulo II etc... provaram boa intenção e amor! Cada um a seu modo procurou passar isto para todos nós. Quem tem ouvidos para ouvir que ouça.
Como dizia Ron: "Felicidade e força só perduram na ausência de ódio. Odiar é somente o caminho para o desastre. Amar é o caminho para a força. Amar a despeito de tudo é o segredo da grandeza. E pode muito bem ser o maior segredo deste Universo".
Todos estavam cobertos de razão.
Na procura da minha alma, devo relatar que também tive a oportunidade de limpar coisas do passado, tendo que retornar a vidas anteriores. Vidas Passadas...
A ordem em que retornei ao passado, não corresponde à ordem cronológica dos fatos, pois ora tratava de um assunto que me incomodava, ora de outro. A ordem foi a da necessidade apresentada em auditing. Na verdade, tratei inúmeros casos desta vida. Mas alguns me levaram para trás, bem para trás...
Tratei com meu auditor de um assunto de falta de controle da situação e fui parar num barco na costa Americana lá pelo ano de 1795.

Pereci afogado depois de uma bebedeira, e por falta de controle motor caí nas águas do Oceano. Teria sido um homem de aproximadamente 32 anos, que tendo saído da cabine do barco, em uma chuva torrencial, derrapei e caí ao mar. Meu corpo não foi resgatado.

Fico contente em ter descoberto que a falta de controle físico foi em função da bebedeira e do acidente.

Em outra sessão distante desta, tratando não me recordo de que, fui para uma vida anterior por volta de l885 na França. Fui um ancião que tive morte natural lá pelos 82 anos. Ah, pulmões... Tenho dados do lugar onde nos reuníamos com os amigos. O "café" que visitei em l988 em Paris, me deu certeza que ali era o local.

Filmei.

Emocionei-me, chorei.

Não de tristeza. Pura emoção ao poder situar até o cantinho em que sentávamos naquele local que havia sido o café de tantos anos atrás. A impressão de que eu morava a apenas umas três quadras dali. Devo muito provavelmente à tal vida a simplista aptidão para poesias e escrever como hoje o faço. Foi morte natural, já idoso.

Ao tratar de doenças, retornei a uma vida em que eu morri com doenças de ovário por volta de l710.

Isto, eu fui uma mulher de meia idade na ocasião. Deve ter ocorrido na Europa, poderia até chutar o local, mas não teria precisão, pois não procurei obter tal dado na ocasião. Afinal espírito não possui sexo, ou possui?

Por volta de l752 minha morte se deu por enforcamento. Na Europa e muito provavelmente na

França, fui preso em área agrícola e levado para o centro da cidade e executado em praça publica. Sei que eu exercia liderança política talvez sindical ou coisa assim. Meu gosto por fazendas e plantações, quem sabe possa ter se concretizado por ali.

Lutando contra o medo de voar que me dominou, depois de ter voado tanto entre o Mato Grosso e o Paraná, nos trabalhos de colonização que executei como engenheiro de projeto e execução, tantos locais sobrevoados normalmente, até que "alguma coisa" me reestimulou e passei a ter um certo horror de voar.

Bem, cheguei então a uma vida anterior na segunda guerra mundial, nascido em 1916 e tendo tido meu avião abatido em 1945.

Eu sobrevoava como líder de uma esquadrilha o litoral de um oceano. Vejo perfeitamente os comandos, vestimenta, estrelas nas asas que indicaria ser, pela língua inglesa, um aliado. Não sei ao certo se Inglês ou Americano.

Sei que ao avistar a foz de um grande rio, procurei pousar na água, não tendo tido êxito pois havia logo à frente uma grande ponte que me impediu o pouso e me espatifei na margem direita, no solo, sem poder nivelar.

O fato é que hoje gosto de voar. Sinto até grande atração. Dias atrás em companhia de um cearense simpático de nome Abelardo, voando de S. Paulo para Curitiba, não interrompi a piada que contava ao passarmos um pequeno susto na turbulência forte.

Ele achou demais o meu controle emocional. Na verdade, não controlei coisa alguma, simplesmente não senti medo e procurei isto sim, continuar a piada para relaxar meu companheiro de viagem durante os gritos que ouvíamos.

Eu possuía, de vez em quando, uma certa falta de ar. Bem, o fato é que morri asfixiado como uma menina de
seis meses em 1950. É isto mesmo. Incrível e difícil de localizar isto.

Meu nome foi Terezinha. A irmã mais velha que perdemos acidentalmente sufocada na cama por minha mãe.

Sempre tive uma certa curiosidade sobre este assunto. Bem, a curiosidade foi esclarecida. Não por curiosidade, mas por necessidade em meu auditing. Posso descrever tudo daquela madrugada. Meu pai se levanta lá pelas 4 ou 5 da manhã, junto com minha mãe que faria o café. Meu pai sai para trabalhar nas granjas de arroz. Minha mãe cansada, pois tinham matado um porco na véspera e a carne ainda estava em cima de uma mesa de cor verde bandeira, foi novamente dormir. Eu que estava no berço ao lado, fui pega para mamar e fui deixada para dormir junto de minha mãe e na mesma cama. O cansaço dela fez com que logo dormisse e me prensasse em suas costas. Morte por asfixia, puro acidente. Revivi esta história com minha mãe. Tudo bateu.

Até no dia em que fomos à Santa Catarina, no local em que fui enterrada, minha mãe teve dificuldade em 30 anos depois localizar a sepultura, mas eu não. Esta história parece contrariar uma série de conceitos, mas para mim é pura realidade. Eu senti, revivi os momentos de dificuldades, a morte física.

A ultima vida verificada, coincidentemente foi a primeira neste planeta terra, pelo menos com certeza se tive outras anteriormente também por aqui, não me causaram quaisquer dificuldades.

Por volta de 1640, morri como padre católico vítima de meus próprios superiores. A inquisição. Provavelmente na Espanha. Fui amarrado em uma mesa grande num porão e espancado até a morte. Foi terrível. A mais danosa de todas. A básica. Fiquei satisfeito em saber que não cedi.

Era realmente preferível morrer. É bom quando se verifica ter tido uma posição firme. Talvez eu tivesse sido naquela oportunidade um osso duro de roer. E, eles não passavam de ratos.

Procurei verificar para trás se havia mais alguma coisa danosa para mim. Me apareceu apenas traços de uma vida que considerei muito boa e sem efeito para o fim que eu desejava, meu auditing.

Imagine você quanta coisa pode aparecer em tantas horas de sessão. Quanta coisa pode e deve ser esclarecida a respeito do nosso passado quando nos sentimos afetados por alguma reestimulação.

Limpar tudo isto não se pode, pelo menos por ora, em pouco tempo.

Leve o tempo que levar. O importante é podermos chegar ao estado de limpeza e isto eu consegui.

É isto que muitas pessoas conseguem todos os dias nas várias partes do mundo e você com algum esforço pessoal também o conseguirá, se quiser!

Parte 2
Saindo da turbulência

Cap. 1
Aprendizado para a vida

Ao examinarmos a confusão que a vida, ou existência, representa para a maioria das pessoas, aprendi em meus estudos que existem oito divisões principais, a cada uma das quais se aplicam as condições de existência. Cada divisão contém um ciclo de ação. Pode-se dizer serem necessidades na vida, que se chamam Dinâmicas.

Não vai aqui nenhum pensamento ou declaração de que qualquer uma seja mais importante que outra, muito embora sejam classificações deste jogo que é a vida. Pode-se observar que as pessoas se situam melhor em alguma delas, podendo obter para sua vida melhor condição se fosse possível harmonizar todas em sua vivência como ser humano.

Situando em partes, os elementos vitais podem ser melhor compreendidos e até inspecionados individualmente em relação às outras dinâmicas restantes.

Vamos, portanto admitir as oito divisões, o que facilitará podermos estudar o todo na importância vital da humanidade. A visão do Ron é realmente bem abrangente.

Primeira dinâmica - É o impulso para a existência, como indivíduo. Aqui temos a individualidade em seu sentido total. Esta pode chamar-se a dinâmica do Eu.

Será que nós conseguimos em nossos dias atuais obter as coisas que desejamos? Quanta luta árdua se faz necessário para que tenhamos um pouco daquilo que precisamos para nossa própria sobrevivência. Em todas as áreas parece ter "algo" nos dificultando, não é mesmo?

Segunda dinâmica - É o impulso para a existência, como atividade sexual, isto é, a procriação. Esta dinâmica, na verdade, tem duas subdivisões: (a) o ato sexual em si e (b) a unidade de família.

Por acaso lhe agrada a maneira como está sendo conduzida esta dinâmica, ou lhe parece que "homens e mulheres" não realizados procuram interferir querendo perturbar e até inserindo "idéias modernas" de como uma família pode ser destruída?

O jogo do sexo está lhe agradando nas manifestações diversas da atualidade?

Terceira dinâmica - É o impulso para a existência em grupo de indivíduos. Qualquer grupo, ou parte de uma classe inteira, pode ser considerado. A escola, a sociedade, a cidade, a nação, podendo ser chamada a dinâmica do grupo.

Como é triste observar o que está ocorrendo na linha atuante dos grupos. Traições, covardia e lutas ideológicas. Parecem querer obter domínio e poder não importando nem mesmo as conseqüências.

Quarta dinâmica - É o impulso com relação aos seres humanos. Todas as raças fazem parte desta que pode chamar-se a dinâmica da humanidade.

Como estão vivendo os seres humanos? Não temos nem ao menos alimento para todos. Educação parece um item indesejado. A saúde de nossa gente deteriorando. Nem ao menos estamos seguros em nosso meio.

Quinta dinâmica - É o impulso para a existência do reino animal e vegetal ou qualquer coisa direta ou intimamente motivada pela vida, fazem parte dela.

Desequilíbrio total em nosso ecossistema. Espécies extintas e outras sendo constantemente destruídas sem ao menos substituí-las. Degradação de nosso meio ambiente.

Sexta dinâmica - É o impulso para a existência, como o universo físico. Este é composto de MEST(Matter, Energy, Space and Time) matéria, energia, espaço e tempo. Pode chamar-se a dinâmica do Universo.

Como anda nossa camada de ozônio, poluição por todo lado com envenenamento de terra - água - ar. Mudanças constantes em nosso clima. É isso o que deixaremos de herança?

Sétima dinâmica - É o impulso para a existência, como espírito, ou de espíritos; qualquer coisa espiritual, com ou sem identidade, e pode chamar-se a dinâmica Espiritual.

Quem não experimentou ao menos uma dorzinha de cabeça, pressões no corpo, fisgadas aqui e acolá, e até mesmo o que se vê por aí com doenças incuráveis e tanta loucura, depressão e drogas?

Oitava dinâmica - É o impulso para a existência, com o infinito, também identificado com Ser Supremo.

Um 8(oito) deitado seria o símbolo do infinito. Pode-se chamar a dinâmica de Deus.

Quantas práticas em nome do Divino! Matanças praticadas por fanáticos em nome da religião, bradando até terem comunicação direta com o Divino e em nome Dele fazendo o povo submisso e temeroso. Assim temos as oito dinâmicas onde num todo devemos compreender a realização e interligação que são necessárias ao bom desempenho delas.

Como é lamentável presenciar tanta "modernice" sendo admirada por pessoas desejosas de status no conhecimento, quando tudo soa como confuso e degradado. Coisas imundas e mal cheirosas com traços de insanidade nas amostras de "arte moderna". Uma música que soa como sei lá o quê e pessoas tendo vergonha do leve e tradicional. Desvalorização do belo, sugestivo e limpo em favor de "estar por dentro" quando deveriam olhar melhor para o lado estético. É claro que para manter ordem nas coisas, precisamos também de ética. Quem não conhece a história de se conseguir coisas por "pistolão"? Pessoas querendo sempre "facilidades" e até nos fazendo de trouxas. Dizem que estamos "por fora" e é assim que se sobe na vida. Se esquecem das artimanhas, roubos de marcas e os ultrajes noticiosos e se colocando a todo o instante à mercê de pessoas sem escrúpulos. Tais divisões facilitam a compreensão das constantes da vida e que somente quando as sete dinâmicas forem alcançadas em sua totalidade é que se descobrirá a verdadeira oitava dinâmica. Uma pessoa capaz de operar bem em qualquer uma das dinâmicas, pode conseguir fazê-lo muito bem, após ter recebido auditing por um profissional treinado. É bem certo de que uma criança está apta a qualquer uma das dinâmicas, percebendo inicialmente a primeira e expandindo-se depois. Todas estão relacionadas, o que indica que o indivíduo não será pleno e feliz com dificuldades em quaisquer delas. As capacidades de um indivíduo podem ser compreendidas pelo exame de sua participação nas várias dinâmicas. Os dados falsos que alguém possua a respeito de qualquer dinâmica será a dificuldade em compreende-la e vivenciá-la. Se você deseja cair fora de toda esta confusão, desta maneira já ultrapassada de viver e partir para uma nova e interessante oportunidade tanto para você como para toda a humanidade, então eu lhe digo: isto já é possível e de forma inteiramente funcional.

Cap. 2
Como ser Feliz - É possível?

Já ouvimos muito a respeito de pessoas que possuem muito dinheiro e têm o que seu coração aparentemente deseja e, ainda assim, são infelizes. Neste exemplo, mais uma vez Ron mostra um lado interessante.
Tomamos o caso de alguém que trabalhou toda a sua vida, trabalhou duro e constituiu uma grande família. Esperou pela ocasião em sua vida em que, por fim, poderia aposentar-se, ser feliz e contente, tendo bastante tempo para fazer todas as coisas que queria fazer e, então o vemos após ter-se aposentado. Está feliz?
Não. Senta-se lá, pensando sobre os bons tempos em que trabalhava duro.
Nosso principal problema na vida é a felicidade, logo veremos. O mundo pode ou não ser destinado a sermos felizes. Pode não ser possível para você ser feliz neste mundo e, no entanto, quase todos nós temos a meta de ser felizes e contentes a respeito da vida.
Você sabe, olhamos com freqüência para o mundo à nossa volta e dizemos que ninguém poderia ser feliz neste lugar.
Olhamos para os pratos sujos na pia, para o carro precisando de pintura, e para o fato de precisarmos de novas roupas ou simplesmente gostaríamos de novos sapatos; e assim, como alguém possivelmente poderia ser feliz quando, na verdade, não pode ter tudo o que deseja. É incapaz de fazer todas as coisas que gostaria de fazer e, portanto, este ambiente não permite a uma pessoa ser tão feliz quanto poderia ser.
Bem, vou dizer-lhe uma coisa engraçada - muitos filósofos disseram isto muitas vezes - mas na verdade é que
toda a felicidade que você algum dia encontra está dentro de você.
Lembra-se quando tinha talvez cinco anos de idade e saiu de manhã, contemplou o dia, e estava um dia muito bonito. Olhou as flores, eram muito bonitas; talvez, vinte e tantos anos mais tarde, levanta-se de manhã, dá uma olhada nas flores - estão murchas.

O dia não é feliz.

Bem, então o que mudou?

Você sabe serem as mesmas flores e o mesmo mundo. Algo deve ter mudado. Possivelmente foi você.

Na verdade, uma criancinha colhe todo o seu sabor da vida, do encanto que coloca nela. Acena com mão mágica e faz surgir toda espécie de coisas interessantes.

Aqui está este grande, forte e bruto homem montando para cima e para baixo seu carro e, caramba, ele gostaria de ser um policial! Sim senhor, o garoto gostaria de ter sido um policial.

Dirigindo para cá e para lá, verifica que está correndo muito e diz: Esses malditos policiais!

Bem, o que mudou aqui? O policial mudou? Não! Apenas a atitude para com ele foi mudada.

Nossa atitude para com a vida faz toda a diferença possível. Você sabe não ter de estudar mil livros para descobrir este fato. Porém, às vezes, precisa ser apontado de novo que a vida não muda tanto quanto você.

Certa vez, talvez, você pensava casar-se, ter uma boa casa e uma boa família; tudo estaria simplesmente ótimo.

O marido viria para casa e você colocaria o jantar na mesa e todos estariam felizes com tudo; e, então você se casou e isso talvez não deu muito certo.

Dum modo ou doutro, ele chega tarde, após uma discussão com o chefe e não se sente bem.

Não quer ir ao cinema e não vê como você, de algum modo, tem sempre o que fazer - afinal de contas, fica sentada em casa o dia inteiro sem fazer nada - e você sabe que ele também não faz nada.

Ele desaparece de casa.

Foi-se.

Então, volta mais tarde à noite e pode seguir-se uma boa discussão sobre isto. Na realidade, ambos trabalham duramente.

Ora, o que fazemos numa condição destas? Simplesmente partimos o casamento? Entramos numa briga pela casa toda? Jogamos as crianças na lata de lixo? Ou voltamos para a casa da mamãe? Que fazer?

Bem, há muitas e muitas coisas que poderíamos fazer e a menor delas é dar uma olhada no ambiente. Sabe, apenas olhar à volta e dizer: Onde estou? O que estou fazendo aqui? E aí, uma vez tendo achado onde está, então tentar descobrir como tornar aquilo um pouco mais habitável.

No dia em que se pára de construir nossa própria circunvizinhança, quando se pára de acenar com mão mágica e encher de graça tudo à volta, com magia e beleza, as coisas acabam de ficar mágicas e deixando de ser belas.

Outras pessoas procuram a felicidade de vários modos. Procuram-na freneticamente, como se fosse alguma espécie de mecanismo existente - talvez alguma maquinazinha, talvez guardada no armário, talvez a felicidade esteja na próxima esquina ou talvez em algum outro lugar qualquer.

Procuram algo, mas a parte estranha é que a única vez que jamais encontram este algo é quando o colocam lá primeiro. Agora, isto não soa muito bem, mas é bem verdadeiro.

As pessoas se tornaram infelizes única e completamente porque a vida parou de ser feita por elas. Aqui temos a simples diferença num ser humano!

Temos aqui um ser humano infeliz, desgraçado, não indo bem na vida, doente, sem ver o esplendor da luz.

A vida o está manipulando, dirigindo, mudando, moldando.

E, aqui temos alguém feliz, contente, forte, que acha agradável a maioria das coisas; e que descobrimos nesta pessoa?

Descobrimos que está fazendo a vida e, que existe, verdadeiramente, uma única diferença: você está fazendo a vida ou a vida está fazendo você?

Verifique isto cuidadosamente e descobrirá que uma pessoa parou de fazer a vida porque ela mesma decidiu que a vida não pode ser feita. Algum fracasso, algum pequeno fracasso, talvez não se ter formado em alguma coisa, ou talvez tal fracasso tenha a ver com não casar com o primeiro homem ou mulher que apareceu. E que parecia desejável, ou talvez a perda de alguma coisa, ou apenas uma outra pequena coisa deu início a esta atitude.

Um dia a pessoa olhou à volta e disse: "Bem, perdi." E, depois disso, a vida é que a faz, ela não mais faz a vida.

Agora, isto seria uma situação muito crítica se não se pudesse fazer nada a respeito, mas o fato da questão é ser este o mais antigo problema de todos os problemas com que o homem se defronta - mudar a si mesmo e mudar as atitudes daqueles à sua volta. É muitíssimo fácil mudar a atitude de outra pessoa.

No entanto, você é totalmente dependente das atitudes dos outros - a atitude de alguém para com você pode favorecer ou prejudicar sua vida. Já lhe ocorreu que seu lar mantém-se unido devido à atitude que a outra pessoa tem para com você? Desse modo, há realmente dois problemas aqui - você teria de mudar duas atitudes.

 Uma: sua atitude para com alguém mais, e Duas : a atitude das pessoas para com você.

Bem, existem maneiras de fazer isto? Sim, felizmente existem.

Durante muitos e muitos séculos o Homem tem desejado saber como mudar a mente e as condições de si próprio e de seus semelhantes.

Na verdade, o Homem tinha uma inclinação cumulativa para fazer isto até relativamente poucos anos atrás. Entretanto, estamos tornando este mundo de ritmo muito acelerado; estamos tornando este mundo em que a mágica é capaz de ocorrer a qualquer tempo, e tem ocorrido.

O Homem compreende agora grande quantidade de coisas sobre o universo em que vive, as quais nunca entendeu antes.

Entre as coisas que compreende agora está a mente humana. A mente humana não é um problema insolúvel.

A psicologia do século dezenove não resolveu o problema, porém isso não significa que este não tenha sido resolvido.

Nos tempos modernos, os milagres mais interessantes estão acontecendo através de todo este país e através de outros continentes da terra.

De que consistem estes milagres? Consiste das pessoas tornarem-se boas, quando estavam doentes, doentes até "incuráveis".

Consiste de pessoas que eram infelizes, tornando-se felizes uma vez mais.

Consiste de abolir o perigo inerente em muitas das doenças e muitas das condições do Homem.

No entanto, a solução tem estado com o Homem o tempo todo. O Homem tem sido capaz de buscar e encontrar esta resposta, portanto, talvez, o próprio Homem tenha de mudar. Talvez tivesse de vir até aos tempos modernos para descobrir que o universo físico não era composto de demônios e fantasmas, para sobreviver às suas superstições, para sobreviver à ignorância de seus antepassados. Talvez tivesse de fazer tudo, inclusive inventar a bomba atômica, antes de poder, finalmente, encontrar-se a si próprio.

Bem, dominou muito bem o universo físico agora. O Universo físico para ele não é mais um problema, pode fazer muitas coisas com ele; e, tendo conquistado isso, pode agora conquistar a si mesmo. Na verdade, ele já se conquistou.

O Homem entrou de posse de mais informações sobre energia do que tinha antes em toda a sua história; e no meio disso, entrou de posse de informação sobre a energia que é sua própria mente. O corpo é um mecanismo de energia.

Naturalmente, uma pessoa que não pode lidar com energia, não poderia lidar com um corpo. Ficaria cansado, ficaria perturbado, ficaria infeliz e olharia à sua volta toda encontrando nada mais do que energia.

Se tivesse grande conhecimento sobre energia, particularmente a energia de si próprio e do espaço que o rodeia, certamente se conheceria, e essa, em essência final, tem sido sua meta por milhares de anos - conhecer-se a si mesmo!

Cap. 3
A história do Estudo do Conhecimento

A verdadeira história é simples, concisa e direta. É contada rapidamente. Um doutor em filosofia desenvolve uma filosofia a respeito da vida e morte. As pessoas acham-na interessante. Descobriu-se que ela funciona. Passam-na para outros. Ela cresce em conhecimento e uso (você a está conhecendo).

Quando examinamos este relato extremamente exato e muito breve, vemos dever existir em nossa civilização alguns elementos muito perturbadores para se acreditar qualquer outra coisa a respeito de um assunto novo. Estes elementos perturbadores, Ron os denomina de "Mercadores do caos". Dedicam-se à confusão e transtornos. Seu pão de cada dia é feito da criação de intrigas. Se o caos fosse diminuído, sua renda igualmente o seria. Tais elementos nossa sociedade dispõe aos montes em várias classes - engordam unicamente com base no "ambiente perigoso", alarmes falsos etc...

É de seu interesse fazer o ambiente parecer tão ameaçador quanto possível, e isto evidentemente vende bem. Sua renda, força e poder sobem na proporção direta com a quantidade de ameaça que podem injetar nas pessoas. Com essa ameaça podem extorquir proveitos, verbas, circulações aumentadas e recompensa sem indignação.

Estes são os mercadores do caos. Se não gerassem notícia, ficariam supostamente pobres (e quando pegos, dizem ser seu papel polemizar para gerar debates!).

Por exemplo, falamos descuidadamente em "boa imprensa". Existe tal coisa hoje em dia? (existem, mas raro não!). Passe a vista num jornal. Há alguma coisa boa na página da frente em destaque? Em lugar disso, há

assassinato e morte súbita, discordância e catástrofes, problemas de mais impostos, algo na política, medo... medo..., é sensacionalizado e feito parecer pior.

Esta é a manufatura a sangue frio de um ambiente perigoso. As pessoas não precisam de tais notícias; e se precisassem, necessitariam dos fatos, não da perturbação.

Mas ao atingir uma pessoa ou entidade de modo suficientemente duro, pode-se fazê-la soltar dinheiro.

Essa é a fórmula básica da extorsão. É desse modo que os sensacionalismos são mais vendidos. O impacto os torna doentes. Um jornal tem de ter caos e confusão. As notícias têm de ter conflito, dizem. Portanto, existe boa imprensa?

Veja o que tem de ser feito à verdadeira história do estudo do conhecimento, a fim de torná-la notícia pelos modernos padrões da imprensa. É preciso injetar conflito onde não existe nenhum. Portanto, a imprensa tem de inventar perturbação e conflito.

O esforço de um único Homem é incrível, em termos de horas de estudo e pesquisa e é um recorde nunca aproximado em memória viva. Para conseguir melhoria para toda a humanidade, porém isto não seria considerado digno de notícia.

Escrever o simples fato de que um doutor em filosofia tinha desenvolvido uma Filosofia não é o tipo de notícia de jornal e não iria perturbar o ambiente.

Daí as elaboradas técnicas noticiosas para denegrir um trabalho do qual nada conhecem ou dizendo ser pura ficção científica. Mas as pessoas acham interessante os resultados, pois funcionam.

E todos procuram respostas para sua própria condição-de-ser e a verdade básica das respostas é observável nesses estudos. Entretanto para fazer notícia, terá de ser perturbador. As pessoas que isso estudam são pintadas como seqüestradas ou hipnotizadas sendo arrastadas como vítimas relutantes.

Como as pessoas descobrem que funciona, então se torna um terreno perigoso aos mercadores do caos. Assim sendo, qualquer tempo gasto em tentar convencer tais indivíduos de que agora temos algo que realmente funciona é tempo empregado em perturbar o mercador e não estamos interessados nisso.

Então quando uma notícia se espalha de que funciona de verdade, o mercador do caos tem de usar palavras como "culto, seita fechada", sendo que este é o trabalho do grupo mais aberto na terra a qualquer um. Mas como a notícia não teve origem em seu jornal, então só lhe resta atacar as pessoas participantes ou a organização que está tendo sucesso.

Enquanto políticos se promovem com escândalos, a polícia obtém mais por mais crimes, os médicos podem ficar mais gordos com mais doença, os vendedores de inseticidas se deliciam com as pragas.

As seguradoras sorriem com o aumento dos roubos, pois ficam mais ricos e sempre existirão mais mercadores do caos, pense nisso!

Mas, com tecnologia verdadeira para melhorar o indivíduo, tornando-o mais e mais sadio, mais e mais pronto para a vida, mantemos um ambiente mais calmo no qual um homem pode viver e sentir-se melhor.

Se não acreditar nisso, então pare simplesmente de ler jornais e ver noticiários por duas semanas e verá que irá se sentir bem melhor.

E aí veremos que o mercador precisa de nós, não para engordar, porém só para ele próprio viver como um ser.

Deste modo, a história desta nova ciência é uma história bem simples e muito verdadeira para ser posta de lado.

Cap. 4
Duas regras básicas

1. Ser capaz de confrontar qualquer coisa.
2. Causar somente a outras pessoas, coisas que elas possam confrontar facilmente.

O homem tem tido muitas regras de ouro. A regra Budista de "Fazer aos outros o que você gostaria que os outros fizessem a você" tem sido repetida com freqüência. Porém tais regras de ouro, embora tenham servido para elevar o homem acima do animal, não resultaram em sanidade ou felicidade asseguradas. Não fornece nenhum pensamento ao que se faz sobre as coisas feitas a nós por outros não ensinados desse modo, mas já foi um bom começo. A maneira como entendi esta questão é: Enquanto se tem medo da violência, teremos a violência contra nós.

Mas quando não se teme o que possam nos fazer, uma coisa interessante se passa - a coisa não nos acontece.

Como ser feliz neste Universo, é um problema que poucos sábios e profetas ousaram contemplar diretamente. Encontramo-los lidando com o problema da felicidade dizendo-nos que o homem está condenado ao sofrimento.

Procuram não nos dizer como ser felizes, porém como agüentar sermos infelizes. Tal conceito nos tem levado a ignorar qualquer exame real das maneiras de ser feliz, aceitando a infelicidade e doenças como objeto de culpa. Consequentemente temos nos debatido em direção duma meta negativa - livrar-nos de todo o mal e infelicidade sobre a Terra para termos uma Terra viável.

Se alguém procura continuamente livrar-se de algo, admite continuamente não poder confrontá-lo - e, assim sendo, todos foram por água abaixo.

A vida tornou-se uma espiral descendente de mais coisas que não podíamos confrontar. E assim seguimos em direção da cegueira e infelicidade.

Para ser feliz, devemos resolver as coisas que existem e nos tornam infelizes, olhando de frente e não aceitando o que não concordamos. Se aceitarmos pacientes tudo o que nos ensinam ou porque está escrito, bem, nesse momento pode se iniciar a infelicidade dentro de nós mesmos. Tornar-nos-emos os doutores, não sendo mais iludidos por tais "autoridades ou doutores no assunto".

Ninguém é igual a você, e que chato seria se fossem. O que pode ser aplicado aos tolos, claro, não se aplica a você!

Porém ao realizar estas regras básicas, será uma das pessoas mais felizes e de maior êxito deste universo, pois quem o poderia dominar com perversidades?

A aplicação da tecnologia que hoje existe no mundo todo no estudo do conhecimento é feita por um profissional especialista em processing (denominado de auditor - porque é alguém que ouve) a fim de ajudá-lo a descobrir coisas a seu respeito. Ninguém mais pode fazer algo por você, a não ser Você mesmo. Mas isto requer sua decisão, sua concordância ou discordância, antes de alguma coisa poder lhe acontecer.

As pessoas são vítimas constantes de sua própria indecisão, vítimas de sua própria crença que não podem mudar as coisas e aceitar seu destino. Deve ser mais fácil agir assim. Teria que dar duro para mudar coisas, e não reconhecer sua própria estupidez, sua falta de confiança e sua constante má sorte, afinal andam acontecendo tantas coisas comigo ultimamente, ora! má fase! Veja…

Cap. 5
A procura do Homem

Por incontáveis 'eras passadas' o Homem tem estado empenhado nessa busca. Todos os pensadores de todas as épocas contribuíram para isto com sua opinião e considerações. Nenhum cientista, filósofo ou líder deixou de comentar a respeito. Bilhões de homens morreram por uma opinião ou outra sobre o assunto desta busca e nenhuma civilização, poderosa ou pobre, em tempos antigos ou modernos, resistiu sem batalhar por conta disso.

A alma humana, para o civilizado assim como para o bárbaro, tem sido fonte inesgotável de interesse, atenção, adoração e muitas vezes ódio. Dizer que encontrará a resposta para todos os enigmas da alma seria inexato e presunçoso. Não levar em conta o que vier a saber e deixar de tornar aquilo sabido, após observar seus benefícios, seria um pecado de omissão contra o Homem.

Após milênios de indagação e pensamento, Ron passou trinta e um anos de pesquisas e atividade pública nos quais observou em funcionamento e seus resultados podem ser anunciados finalmente, deve residir a resposta daquele mistério, daquele problema - a alma humana - pois tem sido reabilitado atualmente o que de melhor existe no homem.

Desde o tempo em que fez o primeiro "theta clear" (o estado duma alma ou espírito conhecido como thetano - que através de processing, atingiu a capacidade de estar exterior do seu corpo de maneira estável e sob seu próprio controle), um estado elevado de ser, tem estado distante do que é conhecido cientificamente até então.

E, agora com a existência de mais e mais claros, limpos e libertos de aberração, e auditores sendo mais e mais treinados para tal.

Precisamos encarar o fato de ter alcançado o ponto de fusão em que religião e ciência se encontram e devemos agora cessar de fingir lidar apenas com metas materiais.

Não podemos tratar do reino da alma humana e ignorar o fato. O Homem tem se dedicado a esta busca por tempo demasiadamente longo para aqui, em sua feliz culminância, ser abafada por termos vagos e científicos. A religião, e não a ciência, tem feito esta busca, esta procura através dos milênios.

A ciência por pouco não engoliu o Homem com uma ideologia que nega a alma, um sintoma do fracasso da ciência naquela busca. Não se pode agora bancar o traidor dos Homens de Deus que procuraram em épocas passadas retirar o Homem da escuridão. Nós buscamos a verdade, não na retaguarda dos fabricantes de bomba atômica.

Entretanto, a ciência também tem tido seu papel nessa busca, e a física nuclear, seja qual for o seu crime contra o Homem, pode ainda ser redimida por ter sido de auxílio em encontrar para o Homem a alma da qual a ciência quase o privou.

Nenhum auditor (ouvidor) pode fechar seus olhos facilmente aos resultados que alcança hoje em dia ou deixar de vê-los superiores aos das tecnologias materialistas que usavam anteriormente.

Pois podemos saber, com tudo mais que sabemos, que a alma humana, tornada livre, é o único agente terapêutico eficaz que temos.

Mas as nossas metas, sem considerar os milagres de hoje com corpos, vão além de saúde física dos homens.

Um Homem é sua própria alma imortal. E nos deixa pouca escolha, a não ser anunciar ao mundo, não importa como seja recebido, que a física nuclear e a religião

juntaram suas mãos e nós realizamos estas mudanças no Homem que tanto tem sido buscada pelo próprio Homem.

O indivíduo pode ignorar ou desprezar qualquer coisa, não pode, no entanto, ignorar que ele é sua própria alma e que podem ser resgatadas as suas dinâmicas da vida. Que já se pode olhar para coisas, que não se podia olhar por medo, ou por não compreender bem a respeito, preferindo a fuga ou "sobre isso não quero falar"!

Agora já podemos clarear qualquer área de pensamento e conhecer melhor nosso passado, limpando qualquer coisa que seja necessário para apreciarmos a vida com grande satisfação.

Cap. 6
O porque de um estudo

O momento em que você está vivendo agora e a atenção que você der ao que estiver lendo determinará os resultados que você pode conseguir. Você é quem determina o que vai fazer com o que agora se propõem a estudar. Você deve determinar o que fazer com a informação que está absorvendo. Não se envolver no estudo é a barreira primária na habilidade para aplicar o que você puder compreender. Pode haver muitas razões para o estudo. Qualificações, exames, posição social, glória, ou qualquer outra similar.

Há somente uma razão válida de fato. Estudar para compreensão, aplicação e prática. O interesse no que você está estudando se manterá somente se você puder ver, que o que está estudando, leva à meta alcançável que funcione. Qualquer conhecimento que você observa ou aprende tem valor para você se puder utilizar na teoria e na prática. Para ver seu uso e, portanto, seu valor, você tem que investir algo de você mesmo nele. Tem que aplicá-lo a você mesmo e à vida. Aplica-se a mim? Alguma vez já me aconteceu? Vi que isto acontece na vida? Uma vez que tenha selecionado uma idéia desta maneira, converte-se então em sua idéia para fazer uso dela. Você poderia dizer que um dado (um pedaço de conhecimento) é tão valioso quanto tenha sido avaliado.

Para ser sábio, você tem que ser capaz de relacionar DADOS com atividades e ações e avaliá-los por si mesmos, para avaliar sua importância relativa com outros dados. De modo que, não é suficiente conhecer os dados. Você deve conhecer o USO dos dados, a que pertencem, como se encaixam e como se alinham com o que você está fazendo e com o que tenciona FAZER. Os dados são SEUS dados apenas na medida em que os tenha avaliado. Prove-os por você mesmo e convença-se se existem ou não como VERDADE.

Por tudo isso, se os DADOS forem seus, aprendendo com eles poderá aplicá-los na solução dos problemas com os quais se defrontar. Nem todos os dados são da mesma importância. Procure aqueles pontos de que possa fazer uso básico na vida e terá com certeza algo funcional!

Cap. 7
Melhorando a Comunicação

Há três fatores que são de suprema importância no manejo da vida. Esses três fatores respondem às perguntas: Como se deveria falar com as pessoas? Como posso vender coisas às pessoas? Como posso descobrir em que estão pensando? Como posso melhorar em meu trabalho? O que devo fazer para melhorar meu relacionamento com os outros? Chamamos a esses três fatores de triângulo A-R-C. Chama-se triângulo porque tem três pontos relacionados entre si. Afinidade-Realidade-Comunicação. Por Afinidade queremos dizer um sentimento de afeto ou falta dele. Se alguém tem afinidade por outra pessoa, agrada-lhe estar perto dela. Quanto menos afinidade se tem por outra pessoa, mais longe se quer estar dela. O termo Afinidade está muito próximo de gostar de. Por Realidade queremos dizer uma ampla área de acordo sobre algo. Um objeto sólido é um exemplo disto. É real para a maioria de nós nesta Terra, que os automóveis são automóveis, que o campo é campo, que os edifícios são edifícios. Isto é uma realidade para a maioria das pessoas. A realidade é um acordo. Por exemplo: uma pessoa que tenha estudado veados, observado, fotografado e alimentado, possui a realidade de que são rápidos, graciosos, bonitos e importantes para a natureza e que devem ser preservados e cuidados da melhor maneira. Já quem cultiva uma plantação como forma de tirar dali seu sustento, não pensa do mesmo modo sobre veados pois os mesmos destroem sua plantação. Eles prejudicam sua colheita. Por isso querem destruí-los se não tiverem uma reserva cercada para colocá-los em segurança. Estas duas pessoas possuem realidades diferentes sobre veados e numa conversa sobre o assunto, dificilmente concordariam em tudo. Por Comunicação queremos dizer um intercâmbio de ideias entre duas pessoas (ou qualquer coisa que possa receber, retransmitir, ou enviar idéias). Comunicação só existirá de fato se houver, portanto, Afinidade e Realidade. Alguma vez você tentou falar com uma pessoa enraivecida? Seu fator de comunicação está muito baixo, deixe-a acalmar-se e terá uma pessoa pronta para se comunicar, ao invés de insistir em prosseguir.
Logo, teremos a verdadeira Comunicação!

Cap. 8
Uma história na vida

Você pode criar antagonismo com outra pessoa.
Invalidar (o fato de menosprezar algo ou alguém, desacreditar ou negar algo que alguém tem realidade de que é um fato) ou Avaliar (impor nossas próprias crenças a alguém sem consideração ao que ela crê, dizer o que fazer ou pensar sobre a vida ou seus problemas, causa confusão) outra pessoa de uma maneira destrutiva pode ocasionar transtornos e diminuir a afinidade, realidade e comunicação com a outra pessoa.
A falta de atenção para A-R-C sempre poderá criar mal entendidos.
Basta olhar a sociedade para ver isto.
Entendo desta maneira o que Ron conta: Para dar-lhes uma idéia da aplicação prática disto, tomemos o caso de uma jovem que fugiu de casa e seus pais não desejavam voltar a falar-lhe. A jovem, empregada em um escritório, mostrava-se muito abatida e estava trabalhando mal. Uma pessoa profissional, com esta compreensão, foi contatada para lhe prestar ajuda, entrevistou-a e verificou que seus pais estavam sumamente desgostosos e não queriam tornar a se comunicar com ela. Havia-os incomodado sua negativa, melhor dito sua incapacidade, para seguir a carreira de pianista que lhe tinham posto para estudar à custa de sacrifícios. Seu desgosto foi tão grande que decidiram "não tornar a saber dela" o que a obrigou a ir para bem longe. A partir de então, não tornaram mais a se comunicar com ela, mas falavam muito mal dela para as pessoas que a conheciam.
Em tal estado de ânimo, ela não podia trabalhar, já que estava intimamente ligada a seus pais e desejava manter as melhores relações. Sua "falta no trabalho" era evidente.
Em outras palavras, sua afinidade era muito baixa e sua realidade das coisas também.
Neste ponto, o assunto adquiriu grande interesse para o chefe. Normalmente no mundo diário, o chefe teria despedido a jovem, mas os empregados estavam escassos e o chefe, conhecendo ARC um sistema moderno de ver as coisas, resolveu arriscar nisso.

Conhecendo bem A-R-C, o profissional fez algo muito simples que aparentemente funcionou como mágica no que se refere a moça: disse-lhe que devia escrever a seus pais, sem se importar se lhe responderiam ou não, o que ela fez. Naturalmente não teve resposta. Por quê? Porque tendo desobedecido a seus pais e tendo-se afastado de seu controle, evidentemente já não estava em contato com eles.

Seus pais não a consideravam real. Ela não existia para eles e assim haviam decidido. De fato, tinham tratado de apagá-la de sua vida, por tê-los desiludido tanto. Consequentemente não sentiam emoção por ela, salvo uma espécie de desgosto (apatia).

Não tinham sido capazes de controlá-la e estavam tristes com relação a ela já que seu controle havia fracassado, neste ponto seus pais haviam chegado a sentir uma grande apatia por ela.

A carta dizia que estava trabalhando em outra cidade, que o clima era bom, que estava passando bem, que tudo corria satisfatoriamente e que esperava que estivessem bem e lhes mandava seu carinho.

A carta não mencionava nenhum dos problemas que sentia.

Portanto a Afinidade da carta era bastante alta; a Comunicação estava presente e o que o profissional estava tentando fazer era estabelecer REALIDADE da situação.

Ele sabia que esta estava tão ligada a seus pais que se eles não a consideravam mais, ela não era feliz por isso.

Certamente, seus pais não responderam à primeira carta, mas foi pedido que escrevesse outra.

Depois de quatro cartas, que dizia mais ou menos a mesma coisa, mas sem perguntar por resposta das anteriores, recebeu-se uma carta da mãe na qual manifestava sua raiva, não contra a jovem, mas contra um de seus antigos companheiros de infância.

A jovem, supervisionada pelo profissional, manteve-se serena, e não lhe foi permitido contestar iradamente, mas escreveu uma carta em tom mais amável ainda e de surpresa, expressando sua alegria por ter recebido notícias de sua mãe.

Depois desta carta chegaram mais duas, uma do pai e outra da mãe, ambas muito afetuosas, expressando a esperança de que a jovem estivesse bem.

Certamente, ela as respondeu alegremente. Enviou, a jovem, respostas a cada um de seus pais expressando sua felicidade.

Finalmente recebeu outras em que a felicitavam pelo trabalho, por estar fazendo algo de que gostava, e lhe enviaram roupas, presentes e dinheiro para ajudá-la.

Resolvidos os problemas de COMUNICAÇÃO, a jovem recomeçou seu trabalho com entusiasmo e dedicação, o que lhe valeu uma grande satisfação e resultados no trabalho.

Pode-se ver então o que a falta de comunicação correta pode ocasionar numa família, trabalho, ou até mesmo nas relações internacionais.

Vemos isto bem fácil, nas quantas guerras que poderiam ser evitadas no passado, e que já podem ser resolvidas com boa comunicação.

Evitaríamos muitas guerras no tempo presente!

Cap. 9
O conto do patinho

Procuro neste conto, uma forma de ajudar um amigo, sem dar conselhos, mas procurando saber o que ele faria numa situação adversa. Havia um patinho que andava muito triste. Procurou um amigo para desabafar! Disse: Tenho um dono que me maltrata muito. Todo dia me tranca num galinheiro às cinco da tarde e só me solta no outro dia às dez. Que vida terrível estar preso quando se quer bem cedo sair por aí e nadar nos riachos, beliscando plantas orvalhadas antes do sol da manhã! Mas aquele cão idiota de meu dono é tão vagabundo que só levanta tarde e me deixa naquele galinheiro fedido até tarde.
Ora! Se fosse um "pateiro", mas um galinheiro? O que vou fazer da minha vida? Acho que vou me suicidar! Então seu amigo, que conhecia de comunicação, lhe disse: - Bem, se você se suicidar, provavelmente não será mais preso por ele. Mas... o que você poderia fazer para mudar as coisas e continuar feliz? O patinho disse que não sabia e que não encontrava alternativas. Bem, disse o amigo, então o que você poderia fazer para que seu dono não o prendesse? Sei lá, estou confuso e não sei o que fazer! Diabos, estou numa enrascada e tanto! Todo mundo é feliz e eu me encontro nesta situação. Me ajude! me aconselhe! o que devo fazer? Mais uma vez o amigo prudente lhe perguntou: Se você não quiser ser preso e dormir no galinheiro o que você poderia fazer para evitar? Pensando... disse o patinho, só se eu me esconder lá embaixo na curvinha do rio, onde existem aquelas
plantas, e então ele não me achará e por isso não me poderá prender!!!

Então o amigo lhe perguntou: E por que você não faz isto? ... Então o patinho chegou a se ajoelhar para o amigo, beijar seus pés, e disse: OBRIGADO amigo, por sua ajuda e idéia tão brilhante! De hoje em diante meu dono não mais me prenderá, e quer saber? Nem terei mais DONO!

Ora, a ideia não foi do amigo e sim do próprio patinho. O que ocorreu foi que houve boa comunicação sem terem sido necessários conselhos ou idéias próprias do amigo.

Portanto, com boa COMUNICAÇÃO!

Parte 3
Compreendendo melhor

Cap. 1
Por onde andamos?

O homem iniciou sua jornada aos tempos atuais desde incontáveis dias passados.

Através de sangue, matança, terremotos e maremotos, através da sujeira, miséria e lutas, aflições e alegrias, "progrediu geração após geração até ser o Senhor do mundo e de todos os reinos".

Qual é o estado ideal do animal Homem? Quais são suas metas? Quais são suas limitações? O que há de bom ou mau sobre ele?

No curso de suas aventuras, o Homem fez importantes descobertas, que o tem preocupado desde então. E Ron retrata bem como o homem se situa, pelo menos assim eu interpretei.

Ele descobriu que podia pensar.

Finalmente compreendeu que sua mente era a melhor arma. E descobriu que a miséria e as feridas, ou talvez os demônios, podiam privá-lo do uso pleno dessa arma - sua mente.

Através de ciclos filosóficos, farsantes e "sábios", ele tem-se esforçado para resolver esta preocupação primária e assim sanar um problema primário.

O homem quer saber o que há de errado com sua mente, se é que há, e quer saber qual poderia ser o estado ideal de sua mente, se é que existe esse estado mental.

Ele tem vagado por caminhos estranhos e inumeráveis em sua busca de respostas, e o que lhe oferecerem hoje poderá recusar por ter sido tão enganado no passado, com coisas que não funcionam.

Tem sentado lá em cima nas montanhas e em cavernas por toda sua vida somente para meditar sobre o enigma de si mesmo.

Tem ido à guerra, tem passado fome, tem trabalhado e tem ultrajado e escrito unicamente para resolver dois "mistérios".

E agora, ao tempo em que estas palavras são escritas, sua mente, terrivelmente desconcertante, deu vida a uma idéia e suas mãos deram forma a uma arma que pode dissipar o Homem para sempre destruindo toda a civilização (e olha que os testes franceses foram recentes). Assim, ele deve resolver os dois principais mistérios de sua mente.

A natureza do Homem pode ser mudada antes que as obras do homem desapareçam sob o ruído surdo do produto mais poderoso do homem, a bomba atômica?   Na verdade, não há nada mais elástico que a habilidade do homem para pensar e acreditar. Em um tempo ou outro, em uma parte ou outra do mundo, o homem tem aceitado coisas ou acreditado em coisas mais selvagens que qualquer coisa contida em livros filosóficos. Sua capacidade de mudança é quase ilimitada e vai além da imaginação. Não se tem que estudar mais que sua história para encontrar mudanças de ponto de vista e alterações de caráter.

Se o homem pode provocar mudança em tais números, a alteração de um homem parece simples.

E é assim.

Com novos conhecimentos e com muitos de seus problemas presentes e passados resolvidos de repente, um indivíduo em poucas semanas pode apresentar às pessoas uma aparência marcadamente oposta.

O homem está acostumado a mudança. E tem mudado dia a dia.

O homem é bem sucedido.

Isto é evidente porque ele está aqui hoje, depois de tempos com provas e erros, planejamento bom e mau. E é bem sucedido porque pode mudar.

A conquista de seu meio ambiente tinha sido um absorvente propósito pessoal. Cada vez que falhou em conquistar e controlar suas cercanias, fez amplas mudanças em forma e métodos e recuperou novamente sua dignidade real.

O homem quando não se adapta ao meio ambiente, adapta o meio ambiente a si mesmo. É nisso que reside seu êxito. Quando falha em adaptar o meio ambiente, ele tem mudado a si mesmo ou suas idéias até que possa mudar novamente seu meio ambiente.

Entre as muitas coisas que o homem tem feito, em suas preocupações sobre sua mente e seu estado de ser, em seu esforço para controlar os outros, está a adoção de filosofias escravizantes.

E a pessoa que inventa ou usa tais filosofias tende a ficar sem escravidão para poder anular os outros.

Esta é uma armadilha muito limitada e felizmente acaba por pegar seu inventor ou seus discípulos.

É uma lei demonstrável, não uma opinião, a que diz que quem escraviza a seus semelhantes, é escravo final de si mesmo.

Uma "terapia" que ensine que o homem deve adaptar-se ao meio ambiente ao invés de adaptar o meio ambiente a si, é uma filosofia escravizante e não funcionará.

Já tivemos provas disto.

Cada homem da espécie procura uma ou outra forma para ser superior a todo o resto. Nisto está sua salvação, porém a ruína da sociedade, portanto, sua própria ruína.

As tentativas de escravizar aparecem, primeiramente, devido ao medo. O medo aparece com a

perda de confiança em sua própria habilidade para fazer sua vontade.

Assim se delineia um mundo onde a autoconfiança é vista em roubar de outrem o que é seu. Isto pode ter êxito numa sociedade complexa.

E o problema do homem de hoje não é novo. É apenas de solução mais urgente.

O que há de errado, se é que há, com sua mente?

Qual é o estado ideal???

Cap. 2
O que procuramos?

Antes que alguém possa determinar o que há de errado com um estado de ser, deveria ter alguma idéia sobre o que um estado ideal de Ser poderia ser. Em outras palavras, antes que alguém possa consertar, por exemplo, um rádio, deve ter algum conhecimento sobre o que um rádio deve fazer e quão bem deveria tocar uma música em um bom estado de conserto .
Esta é uma questão que foi muito bem colocada.
Deve ter sido questionado há alguns milênios atrás: O que é um estado ideal de Ser para o homem? Em que estado mental prospera melhor? O que é um bom Homem? O que é um homem feliz? Quais são as metas do homem? Em que estado mental e corporal o homem vive mais e melhor? O que o homem realmente quer? O que está tentando fazer?
O QUE ELE É?
Antes que alguém pudesse presumir o avanço das teorias sexuais, de certas "terapias" idiotas, da medicação abusiva, das lobotomias ou inserção de chips, dos cristais maravilhosos, dos magos que vendem livros, das brigas religiosas, de tudo que não tem funcionado, alguém deveria ter uma idéia sobre a meta de seus esforços tantas vezes em vão.

O engenheiro ao consertar uma ponte, deve ter a idéia sobre o que se supõe que a ponte faça, que peso pode suportar, que previsões de uso e limites.
Este é um raciocínio simples.
O engenheiro não olha a ponte que deve consertar, suspira e diz que o problema está muito complicado, discute com algumas outras "autoridades" sobre pontes, põe um pouco de dinamite num lugar errado e a faz
explodir, e então se pergunta por que já não resta ponte e começa a explicar aos transeuntes que foi chamado tarde demais, que isto foi tudo, que de qualquer maneira aquela ponte "não era boa mesmo".
Todavia, pode-se temer que este tenha sido o método de dirigir-se ao problema da mente humana e do corpo.
Para começar uma reabilitação da mente e do corpo humano, dever-se-ia saber algo sobre mente e seu estado ideal ou ótimo.

Esse seria o começo da resposta de como a mente e o corpo poderiam ser reabilitados.

Ademais, seria o começo de uma resposta sobre qual meio ambiente e quais condições favorecem melhor a mente e o corpo humanos.

Depois disso, poder-se-iam imaginar os meios de conseguir tal condição ótima.

A meta do Homem aqui nesta terra é aparentemente "SOBREVIVER".

E, por sobreviver, entende-se todo o necessário para sobreviver incluindo honra, moral, idealismo e outras coisas que fazem a vida suportável.

Um Homem sobrevive tanto quanto possa numa vida, alcançar o mais alto nível em atividade e felicidade.

Quando já não pode ter esperança neste ideal, SUCUMBE.

E ainda que alguém seja cauteloso e excessivamente incrédulo, o fato é demonstrável tão facilmente e de tantas formas, com uma consistência de máquina científica, que deveria ser sabido que o homem morre aparentemente só em corpo e nasce para viver outro dia.

O valor da morte não é pequeno, posto que sem morte o Homem estaria forçado a viver em um corpo que não encaixaria no meio ambiente.

A morte perdeu seu aguilhão nesta nova maneira de ver a vida como ela é, e parece ser bem mais prática depois de tudo. O meio ambiente não controla um Homem saudável pois é ele quem controla o meio ambiente.

Perto poderá existir um doente, insano ou neurótico que tendem a controlá-lo. Vê-se isto claramente ao avançar nos estudos do conhecimento.

A saúde de uma pessoa e sua habilidade melhorarão diretamente ao impor-se maior e mais seguro no controle de seus arredores, sendo mais saudável e feliz.

Se você quer MELHORAR mais do que já pode um dia, trate de avaliar o que aqui está escrito e usá-lo até que veja sua utilidade prática. Se isso não lhe convier e achar que não lhe serve, pense então onde você gostaria de se encaixar! E, poderá dizer sem medo que disto conhece melhor, e sabe onde encontrar.

E, obrigado se me disser! Avaliarei.

O grande ponto no estado ideal é EU SOU! Shakespeare estava muito certo com sua famosa pergunta: "Ser ou não ser"?

Quando um Homem está tentando tomar uma decisão, essa se converte na escolha de um dos rumos: ser ou não ser. O nível mais alto de um estado desejável é eu SOU. Não há dúvidas sobre a conveniência de Ser. Não há incerteza sobre o futuro.

O mais baixo nível do mundo de sobrevivência seria eu não sou. Não devemos ter medo de assumir posições na vida.

Quando um Homem decide que rumo tomar, sente-se confortável e seguro. Qual Homem não estremece um pouquinho frente ao desconhecido?

O ponto seguinte é um estado de Serenidade. Por isso o ideal é ser Causa e não efeito.

O estado ideal do Ser, é obvio, não incluiria doença e inabilidade para controlar a si mesmo ou seu meio ambiente. O controle de um indivíduo sobre si mesmo e o meio ambiente depende de sua obtenção daquele estado ideal de Ser.

Voe alto, posso lhe garantir que isso já é possível e está sendo experimentado por pessoas que podem estar bem perto de você, desejando que também o consiga!

Cap. 3
A triste competição Homem-Mulher

A grande realização que se pode ter no campo do futuro da Humanidade está na maneira como uma raça conduz sua atitude para com as crianças.

Quem pensar que poderá lidar com as mulheres para conseguir interesses alheios, ou propósitos, que façam da mulher uma coisa dominada e sem vida própria, ou que acredita numa disputa entre sexos opostos e coisas bobas, então esta realmente é uma raça agonizante.

Teremos na mulher, desta maneira, uma rival ambiciosa do homem em suas próprias atividades, uma mulher que está deixando de lado a mais importante missão que ela mesma pode ter.

Uma sociedade que não está atenta para esta missão e uma sociedade na qual as mulheres aprendem qualquer coisa, menos o gerenciamento de uma família, o cuidado dos homens, e a criação da geração futura, é uma sociedade em extinção.

Alguém pode definir, facilmente, o momento em que uma sociedade começa o seu fracasso com maior intensidade. É no instante em que:

1) as mulheres começam a tomar parte, em pé de igualdade, nos assuntos do homem;

2) as mulheres poderem assumir tudo como mulheres;

3) estarem os homens decadentes e as mulheres não serem mais mulheres, quando a coisa for competição!

Isto não é um sermão sobre o papel ou posição das mulheres. É uma declaração de um fato sem medo e feito baseado no que era o princípio das coisas e com certeza havia compreensão e felicidade.

Quando as crianças se tornam sem importância para a sociedade, tal sociedade perdeu (privou-se) seu futuro. Mesmo além da paternidade, gestação e criação dos filhos, um ser humano não parece estar completo sem um relacionamento perfeito com outro do sexo oposto. Este relacionamento é o receptáculo (recipiente) onde se cultiva a força de vida de ambos os indivíduos, e se cria o futuro da raça em corpo e pensamento.

Se o homem vai elevar-se a maiores alturas, então a mulher deve subir com ele ou mesmo antes dele.

Mas deve elevar-se como mulher e não como, hoje, está sendo iludida (desorientada) para subir --- como um homem.

Esta é a hedionda (horrorosa) piada de homens frustados, inviris, (não vigorosos), para converter as mulheres em travestis dos homens, em que os próprios homens se podem tornar.

Os homens são criaturas difíceis e incômodas --- mas valiosas. O cuidado e manejo criativo dos homens é tarefa engenhosa e bela.

Os que enganariam as mulheres quanto ao seu legítimo lugar, convertendo-as em homens, deveriam por fim entender que, por tal ação, estão destruindo não só as mulheres, mas os homens e, também as crianças (que são homens ou mulheres que não atingiram ainda o crescimento completo).

Este é um preço muito alto a pagar por ser "moderno", ou pela raiva mesquinha (pobre) ou despeito (desgosto misturado de raiva provocada por uma decepção ou pelo amor próprio ferido) de alguém contra o sexo feminino.

As artes e perícias da mulher, a criação e inspiração, de que é capaz e que, aqui e ali, em lugares isolados em nossa cultura, ela ainda consegue efetuar, a despeito da ruína e decadência do mundo do homem, que se espalham à volta dela, devem ser trazidos de novo e completamente à vida.

Estas artes e perícias, criação e inspiração fazem parte de sua personalidade. Assim como ela é criativa, é a beleza da humanidade. Então saberemos que atrás de um grande homem, NÃO está uma grande mulher.

Está isto sim, ao lado ou até possivelmente na frente!

O Ron, realmente é muito corajoso ao colocar as coisas desta forma.

Espero ter aprendido com ele a colocar esta questão de competição, quando deveríamos ser na verdade, os grandes aliados!

Cap. 4
Como lidar com Crianças e Jovens

Um adulto tem certos direitos entre as crianças, os quais as crianças e adultos modernos tem certa tendência de ignorar. Um adulto bom e estável, com amor e tolerância no coração, é aproximadamente a melhor terapia que uma criança pode ter.

A principal consideração na criação de crianças é o problema de treiná-las sem destruí-las. Você deseja criar seu filho de tal maneira que não tenha de controlá-lo, a fim dele estar em plena posse de si mesmo a todo tempo. Disso depende seu bom comportamento, sua saúde, sua sanidade.

As crianças não são cães. Não podem ser treinadas como são os cães. Não são itens controláveis. São --- não esqueçamos este ponto --- homens e mulheres. Uma criança não é uma raça especial de animal diferente da do homem.
Uma criança é um homem ou uma mulher que não atingiu o crescimento completo.

Qualquer lei que se aplique ao comportamento de homens e mulheres, aplica-se às crianças.
Você gostaria de ser puxado, arrastado, de receber ordens e ser impedido de fazer o que desejasse fazer?
Claro, você se ressentiria (ficaria brava). A única razão de uma criança não se ressentir é devido ser pequena.
Você quase mataria alguém que o(a) tratasse, um adulto, com ordens, contradições e desrespeito.
Pois isto, se fizessem quando você era criança, era assim que se sentiria.

A criança não contra-ataca por não ser suficientemente grande. Em lugar disso, enlameia o chão, interrompe seu sono, quebra coisas, resmunga e destrói a paz do lar.
Se estivesse em igualdade com você, quanto ao assunto de direitos e deveres, não iria a esta "forra" (se cobrar) . Esta" vingança" é padrão (acontece com todas) às crianças em se tratando de comportamento infantil.
Uma criança tem direito ao seu autodeterminismo (poder de escolha). Você diz que, caso não seja impedida de puxar coisas para cima de si, correr para a rua, sair dali, etc... etc... irá se machucar!

Ora, o que você, como adulto, está fazendo para que aquela criança viva em lugares ou ambientes em que possa se machucar?
A falha é sua, não dela, caso quebre coisas à sua volta. Torne seguro o lugar onde isto possa ocorrer!
A doçura e amor duma criança só são preservados enquanto ela puder exercer seu próprio(dela) poder de escolha (autodeterminismo). Você interrompe isso e, num certo grau, interrompe a vida dela.
Há só duas razões pelas quais o direito de uma criança de decidir por si própria tem de ser interrompido --- a fragilidade e perigo do ambiente e você.
Você faz com ela as coisas que lhe foram feitas, a despeito (desgosto misturado com raiva, provocado por uma decepção ou amor próprio ferido) do que lhe fizeram ou você pensa fazer.
Quando dá algo a uma criança, é dela. Não é ainda seu.
Roupas, brinquedos, aposentos ou quarto, enfim, o que foi dado a ela, deve ficar sob controle exclusivo da criança. Se não lhe fizer isso, ela rasga a camisa, quebra o brinquedo, desarruma a cama, enfim, faz tudo errado, porque fizeram o errado a ela.
Você gostaria que alguém lhe desse um presente e depois ficasse lhe dizendo o que fazer com ele, dali por diante vezes seguidas, o que fazer com seu presente ou até querendo puni-lo se não o cuidasse bem? Claro --- você se ofenderia, mandava-o para aquele lugar, quebraria o tal presente na cara dele! (Se não fizesse algo pior).
Bem, a criança mexe com seus nervos quando faz algo parecido, mas ela possui, claro, as defesas dela. Tal defesa é de qualquer criança.
É vingança.
Ela chora. Atormenta. Quebra as coisas. "Acidentalmente" derrama o leite. Estraga, de propósito, as coisas que lhe "deram" e que agora lhe estão fazendo tantas cobranças e advertindo-a com tanta freqüência.
Por quê?
Por estar lutando por seu próprio direito de possuir coisas (autodeterminismo), e fazer sentir seu próprio peso (que ela existe) no ambiente. Que também pode ter decisões! Por isso deve combater controladores de si.

Ao criar seu filho ou filha, deve evitar treiná-lo para ser um animal social. Seu filho começa sendo mais sociável, mais enobrecido que você.

Num tempo relativamente curto, o tratamento que recebe o revolta muito. Esta revolta pode ser intensificada até ser difícil continuar tendo-o por perto.

Mas, você o faz assim. Será barulhento, descuidado com suas coisas, pouco asseado, constantemente perturbando algo ou alguém. --- Em resumo --- qualquer coisa que o incomode.

Controle-o, domine-o e perderá seu amor. Perderá para sempre quem você queira ou pensa dominar.

Controlar e possuir, faça com seus negócios ou sua ocupação. Não com quem você de fato ama. Liberar geral também não é o caminho!

Outra coisa é o assunto de contribuição. Você não tem o direito de negar a seu filho que ele o ajude em algo.

Um ser humano só se sente capaz e competente enquanto lhe é permitido contribuir tanto ou mais quanto lhe é feito. Por isso às vezes parece interferir em algumas coisas. Ele só quer contribuir, só não sabe como.

É tarefa sua ajudá-lo, mesmo em pequenas coisas como lavar louças. Se quebrar um prato, é porque lhe disse que tomasse cuidado, não precisa isto.

Um bebê contribui tentando fazer você sorrir. Ele se exibirá. Perceba isto. Um pouco mais tarde, trará pauzinhos, algumas coisas que você considera sujeira ou algo assim, é ele tentando contribuir.

Se você não aceita aqueles sorrisos, pauzinhos, ou pequenos movimentos de trabalho na maneira como ele está fazendo, começou a interromper a contribuição da criança, que tanto você vai querer mais tarde. Agora, ela principiará a ficar sem fazer nada e poderá durar muito tudo isto.

Fará coisas impensadas e estranhas num esforço de torná-las melhor. Você então a repreende --- e isto acaba com ela.

Deixe uma criança sentar no seu colo. Sentará ali contente. Agora, ponha seus braços ao redor dela e procure segurá-la forçando um pouquinho, mesmo que ela não esteja querendo sair. No mesmo instante ela lutará para sair do seu colo. Irá contorcer-se até que a solte. Lutará para afastar-se de você. Poderá ficar com raiva e até chorar.

Lembre-se, ela estava feliz antes de você segurá-la.

Seus esforços para mudar, treinar, controlar, dominar, em geral reagem sobre ela exatamente como segurá-la no colo e não, simplesmente deixá-la ficar ali no colo e feliz!

Terá dificuldades, certamente, se seu filho já tiver sido obrigado, controlado, dominado, privado de suas coisas e seus direitos e deveres.

Mas no meio do caminho você muda a maneira de lidar com ele.

Tenta dar-lhe liberdade.

Ele está tão desconfiado de você que será terrível conseguir ajustar-se. O período de transição será difícil.

Mas, por fim, terá um filho ordeiro, sociável, responsável, trabalhador, estudioso, atencioso com você e com todos. E, principalmente e mais importante, um filho que o ama. Já não terá medo de você, e contribuirá em tudo.

Amá-lo-á sempre!

O filho que está dominado, controlado, feito um cordeirinho, está em grande ansiedade e não consegue amar com todo seu amor.

Seus pais são seu barco na vida, seu apoio.

Significam alimento, roupas, moradia, estudos, etc... e amor. Isto quer dizer que deseja estar perto deles. Mas, deseja também e naturalmente amá-los por ser seu filho.

Por outro lado, entretanto, seus pais são ou poderão ser exatamente o contrário. Seu ser inteiro e vida dependem dos direitos de usar sua própria decisão, sobre sua movimentação, suas coisas e seu corpo.

Os pais procuram interromper isto, devido a enganosa idéia de que uma criança é um idiota que nada irá aprender se não for controlado e dominado.

Assim sendo, terá que lutar, afugentar o "inimigo", e fazer coisas desesperadas incomodando a todos.

Eis aqui a ansiedade, depressão, drogas, etc...

Ele pensa:

Eu os amo carinhosamente e também preciso deles. Mas eles significam acabar com minhas capacidades naturais, meu potencial, minha mente e minha vida.

Que vou fazer com meus pais? Não gostaria de viver sem eles.

Não posso viver sem eles e não consigo viver com eles. Que

vou fazer? Oh, céus, oh céus! Lá se senta, girando com este problema na cabeça.

Este problema, ansiedade, ficarão com ele por dezoito anos, mais ou menos. E quase acabará com sua vida.

Liberdade para a criança significa liberdade para você. Deixar por conta dela suas coisas, significa segurança.

Que terrível força de vontade é necessário a um pai, para não ficar dando ordens a todo o instante a um filho.

Entretanto, algo tem que ser feito, se deseja um filho em boas condições, com saúde, feliz, belo e inteligente, com todo amor a dar.

A criança tem um dever para com você. Tem de ser capaz de tomar conta de você, não como uma ilusão, mas de fato. E não precisará pedir isso a ela. Ela saberá. E você tem de ter paciência.

Permitir-se ser cuidado por ela, desajeitadamente e por pura experiência, não por nossas instruções, permitir-lhe-á fazer isto muito bem.

Se você ama seu filho e mudar com ele, ele mudará com você!

Cap. 5
A respeito de casamento

Comunicação é a raiz do sucesso matrimonial, a partir da qual uma união forte pode crescer; não comunicação é a rocha na qual a embarcação irá arrebentar.

Em primeiro lugar, homens e mulheres não são muito cuidadosos "quanto a quem encontram e casam".

Na falta de algum treinamento básico sobre neurose, psicose ou como julgar uma boa cozinheira ou um bom ganhador-de-salário, essa coisa complicada, traiçoeira e nem sempre fácil de identificar chamada "amor" é o único fator que conduz à seleção de parceiros.

É demasiado esperar duma sociedade acima do nível de formigas que seja inteiramente prática quanto o casamento é.

Desse modo, não é de causar espanto que a má seleção de parceiros continue com tanta leviandade e incerteza.

Existem maneiras, no entanto, não só de selecionar um par para casar, mas também garantir a continuação do casamento; e essas maneiras são simples. Dependem uniformemente da comunicação.

Deveria existir alguma semelhança de conhecimento e liberdade entre marido e mulher para terem um casamento de sucesso.

Na cultura ocidental, espera-se que as mulheres tenham algum destaque ou conhecimento em alguma atividade.

É fácil estabelecer a escolaridade de um potencial parceiro matrimonial; não é tão fácil medir sua capacidade quanto a sexo, família ou filhos e, nem sua liberdade.

No passado, foram feitos esforços para estabelecer a sanidade com borrões de tinta, blocos quadrados e testes

com bolas de gude, para descobrir se alguém a tinha perdido em parte.

Os números resultantes tinham de ser interpretados pessoalmente com uma bola de cristal e depois re-interpretados para aplicação.

Ora! ... há um teste de sanidade e sanidade comparativa que é tão simples que qualquer um pode aplicá-lo.

Qual é o "intervalo de comunicação" do indivíduo? Ao ser feita uma pergunta, quanto tempo ele leva para responder? Quando uma observação lhe é dirigida, quanto tempo leva para pensar e responder?

A resposta rápida diz respeito a mente rápida e sadia, desde que a resposta faça sentido; a resposta lenta diz respeito a indivíduos com problemas.

Pares matrimoniais que tem o mesmo tempo de resposta se darão bem; quando um é rápido e um é lento, a situação se tornará insuportável para o rápido e triste para o lento.

O remédio de um casamento que está indo mal nem sempre requer terapia do casal. Pode ser que outro fator familiar esteja acontecendo. Pode ser um parente, tal como a sogra ou um intrometido qualquer.

Como se resolve isto sem briga? Novamente, isto é simples.

A sogra, ou um intrometido qualquer, caso haja dificuldades no casamento, quase sempre é responsável por se ter cortes na comunicação ou desvio de objetivos do casal. Um ou outro parceiro é deixado de lado, sente e opõe-se vigorosamente a isto.

Ciúme é o maior fator das separações. O ciúme surge devido à insegurança da pessoa ciumenta e o ciúme pode ou não ter fundamentos. A pessoa tem medo de segredos que possam lhe ser desagradáveis e tudo fará para

descobri-los. Isto age sobre o outro par, fazendo-o sentir que suas linhas de comunicação estão sendo cortadas.

Acha-se com direito de ter linhas de comunicação abertas, enquanto seu par matrimonial insiste que feche muitas delas. As brigas resultantes são violentas, conforme representadas pelo fato de que, onde existe ciúme no casamento ou numa profissão, há uma disputa em colocar uma pessoa para baixo, com isso, cortando a sua comunicação a pessoa se sente deprimida, o que pode resultar até num suicídio.

O assunto de casamento não caberia em muitos capítulos, porém aqui é apresentada a chave de um casamento bem sucedido --- COMUNICAÇÃO!

Cap. 6
Um Ser bem sucedido

As condições de sucesso são poucas e facilmente descritas. Os empregos não são mantidos consistente e verdadeiramente por golpes do destino ou da sorte. Os que dependem da sorte, geralmente tem azar.

A maneira de conservar um emprego depende principalmente de capacidade. É preciso sermos capazes de controlar nosso trabalho e capazes de sermos controlados.

Precisamos, também, ser capazes de deixar não controladas certas áreas que outros o farão. Nossa inteligência está diretamente relacionada com nossa capacidade.

Não há tal coisa como ser "esperto demais", mas existe algo, que é agir com "excessiva estupidez".

Pode-se, no entanto, ser não só capaz, como inteligente, sem ter no entanto, qualquer sucesso. Uma parte vital do sucesso é a capacidade de manejar e controlar, não apenas os instrumentos de trabalho, mas também pessoas por quem somos rodeados.

Para isto, precisa-se ser capaz de um nível muito alto de afinidade, de tolerar realidades maciças e, também de dar e receber boa comunicação.

Os ingredientes do sucesso são, então: capacidade de fazer o trabalho com alegria e não com horror; o desejo de fazer o trabalho em si, não porque se tem que "ganhar dinheiro" (isto será consequência); precisamos ser capazes de trabalhar sem nos arrastarmos ou experimentar as profundezas da estafa.

Se um indivíduo experimentar estas coisas, há algo errado com ele. Não deveria se cansar no trabalho. Há algum elemento em seu meio ambiente que ele deveria controlar, mas não está controlando, ou o acúmulo de seus ferimentos é tal que o faz afastar-se de todo mundo e das coisas com que deveria estar em contato íntimo e com prazer.

Os ingredientes do trabalho bem sucedido são: instrução e experiência no assunto que está sendo tratado, atos seguros, boa inteligência, em geral, e capacidade de lidar; alta afinidade, tolerância de realidade e capacidade de comunicar e receber idéias.

Dadas estas coisas, resta apenas uma pequeníssima probabilidade de fracasso. E, dadas estas coisas, um homem pode ignorar todos os acidentes de percurso, casamento ou sorte, pois estes não podem colocar os elementos necessários em nossas mãos.

Pode-se ter todo o dinheiro do mundo e, no entanto, ser incapaz de desempenhar uma hora de trabalho honesto. Tal pessoa seria profundamente infeliz.

Geralmente a pessoa que evita trabalho, de modo deliberado, trabalha mais tempo e de maneira mais árdua do que quem prazerosamente o faz. Os homens que não podem trabalhar não são felizes. O trabalho é um dado estável (necessário) nesta sociedade.

Sem algo para fazer, não existe razão para viver. Quem não pode trabalhar (com raríssimas exceções) vale tanto quanto um morto; usualmente, prefere a morte e faz tudo para consegui-la. Os mistérios da vida não são hoje misteriosos. Mistério não é um ingrediente indispensável.

Só os indivíduos muito aberrados (com problemas) desejam ter vastos segredos mantidos longe de si. Não querem saber certas verdades. A vida derrubou muitas complexidades criadas para os homens e põe a descoberto o âmago (a razão) desses problemas.

Pela primeira vez na história da humanidade, pode-se elevar a inteligência do homem, de maneira previsível.

Aumentar a capacidade, reabilitar a capacidade de realizar coisas e permitir ao homem escapar do redemoinho descendente de suas próprias incapacidades.

Portanto, o trabalho em si pode tornar-se um jogo, uma coisa agradável e feliz.

Há algo apreendido que é muito importante para o estado de espírito do trabalhador. Este, freqüentemente, sente no meio em que vive, que está trabalhando para merecer o salário do mês e que não representa nada de importância para a sociedade. Ele desconhece muitas coisas.

Uma delas é como são poucos os bons trabalhadores. No nível de executivos, é interessante notar como uma grande Companhia acha realmente precioso o indivíduo que pode tratar e controlar serviços e homens.

Tais pessoas são raras.

É nas posições do topo da estrutura deste mundo cotidiano de trabalho que reside todo o espaço vazio.

Há outra coisa que é muito importante. É o fato de que o mundo de hoje foi levado, por meio de certas filosofias mentais planejadas para traí-lo, a acreditar que ao morrer está tudo acabado e não se tem mais responsabilidades por coisa alguma. Que engano!

É altamente duvidoso que isto seja verdade. Herda-se amanhã aquilo de que se morreu ontem.

Outra coisa que sabemos é que os homens não são dispensáveis. Um mecanismo de velhas filosofias diz-nos que, se pensamos ser indispensáveis, deveríamos ir a um cemitério e dar uma olhada.

Esses homens também foram indispensáveis. Esta é a mais pura tolice.

Se você realmente olhar com cuidado o cemitério, encontrará pessoas muito importantes, sem as quais grandes descobertas não nos estariam ajudando hoje. Ou

até pequenas coisas que nos são importantes e foram conseguidas por alguém.

Um trabalhador não é só um trabalhador.

Um empregado de escritório não é apenas e somente um empregado de escritório. São todos importantes pilares, que vivem e respiram, sobre os quais é erigida (construída) a estrutura inteira de nossa civilização.

Não são dentes de engrenagem de uma poderosa máquina. São a própria máquina!

Cap. 7
Por que sucumbimos?

Onde se pára de sobreviver e se começa a sucumbir? O ponto de demarcação não é a morte como a conhecemos. É marcado pelo que podemos chamar de perda do estado de consciência do indivíduo.

A maior arma do Homem é sua razão (capacidade do Homem de raciocinar, avaliar, compreender --- inteligência). Faltando-lhe os dentes, a carapaça, as garras de tantas outras formas de vida, o Homem confiou em sua capacidade de raciocínio a fim de promover sua sobrevivência.

A escolha da capacidade de pensar como principal arma é afortunada, concedeu ao Homem o reino da Terra. A razão é uma excelente arma. O animal com seus dentes, sua carapaça, com suas longas garras, é provido de armas que não pode alterar. Não pode ajustar-se a um ambiente mutante (em constante mudança). E, é terrivelmente importante para sobreviver, mudar quando o ambiente muda.

Toda espécie extinta tornou-se extinta por não poder mudar para controlar um novo ambiente.

A razão remedeia em parte considerável esta falha, pois o Homem pode inventar novos utensílios e novas armas, assim como até um ambiente inteiramente novo. E pode também cuidar dos animais. A razão permite-lhe mudar, para melhor enfrentar e se dar bem em novas situações. A razão é que o mantém em controle de novos ambientes.

Qualquer animal que simplesmente se ajusta para igualar-se ao ambiente está condenado. Os ambientes mudam rapidamente. Os animais que podem controlar e mudar o ambiente têm a melhor chance de sobreviver. O único modo de se poder organizar um estado coletivo é convencer os homens de que devem ajustar-se e adaptar-se, como animais, a um ambiente constante.

As pessoas devem ser privadas do direito de controlar, como indivíduos, seu ambiente.

Podem então, ser arregimentados e arrebanhados em grupos. Tornam-se possuídos, não possuidores. Razão e direito à razão precisam ser-lhes tirados, pois o próprio cerne da razão é o direito de tornar suas próprias decisões quanto ao ambiente.

Ora, isto é o que querem?!!!

Os elementos combatem o Homem e o homem combate o homem. O principal alvo dos inimigos do homem ou dum homem é seu direito e capacidade de raciocínio.

As forças brutas e desatinadas dos elementos, tormentas, o frio da noite pesam contra, desafiam e, talvez, esmagam a Razão, assim como o corpo.

Entretanto, do mesmo modo que a inconsciência sempre acontece antes da morte, mesmo que por apenas instantes, assim também a morte da razão vem antes da morte do organismo. E isto pode estar acontecendo durante um longo período de tempo, até na metade duma vida, ou até mesmo antes disso.

Já observou o alto nível de alerta dum Jovem, peito a peito com coisas que se opõem à vida? E observou um outro na Velhice? Descobrirá que foi sua capacidade de raciocínio que sofreu. Ganhou experiência a duras penas e, nessa experiência, busca, da meia idade em diante viajar.

Uma lógica é o jovem que, com pouca experiência, pensa rápido e o idoso pensa vagarosamente, apesar de muita experiência.

A juventude está bem longe de estar sempre certa, pois está tentando raciocinar sem dados adequados (falta da experiência).

Suponhamos que tivéssemos um homem que reteve toda a sua capacidade de raciocínio, tendo ainda grande quantidade de experiência.

Suponhamos que nossos barbas-grisalhas pudessem pensar com todo entusiasmo e vitalidade da Juventude e ainda tivessem também toda a sua experiência.

O idoso diz ao Jovem:

"Você não tem experiência"!

O jovem diz ao idoso:

"Você está errado"!

Obviamente, uma combinação ideal seria ter a experiência da idade e a vitalidade e visão da Juventude. Você pode ter dito a si mesmo: "Com toda a minha experiência agora, o que daria para ter parte do entusiasmo que uma vez tive" ou talvez você desculpou tudo isso ao dizer que "perdeu suas ilusões". No entanto, não está certo de que foram ilusões.

O brilho da vida, entusiasmo rápido, um desejo e gosto de viver, uma crença no destino, essas coisas são ilusões? Ou são sintomas da própria coisa de que a vida é feita? E não é o declínio disto um sintoma da morte?

O conhecimento não destrói o gosto de viver. Dor e perda do autodeterminismo (poder de escolha) destroem esse gosto. A vida pode ser penosa. O ganho de experiência é, com freqüência, penoso. A retenção dessa experiência é essencial.

Mas não será ainda experiência mesmo não contendo dor? Tem que carregar dor para ser válida?

Ora!

Suponhamos que você pudesse retirar de sua vida toda a dor, física ou qualquer outra, que tenha acumulado. Seria tão terrível desfazer-se de um coração partido ou de uma doença psicossomática, como medos, ansiedades e apreensões?

Suponhamos que um homem tivesse nova oportunidade, com tudo o que sabe, de olhar novamente no olho a vida e o Universo e dizer que poderiam ser vencidos.

Você se lembra de um dia, quando mais jovem em que acordou e encontrou o orvalho brilhando na grama, nas folhas, o sol dourado brilhando num mundo feliz?

Lembra-se de como era lindo e bom?

O primeiro e doce beijo? O calor da amizade verdadeira, a intimidade de um passeio ao luar? O que fez isso tornar-se diferente do mundo reluzente?

A consciência do mundo à nossa volta não é coisa absoluta. Podemos estar mais conscientes da cor, brilho e contentamento em uma ocasião da vida do que na outra.

Podemos sentir mais facilmente a brilhante realidade das coisas na Juventude do que na Velhice.

E não será isto como um declínio da consciência, da percepção?

O que nos torna menos perceptivos do esplendor do mundo a nossa volta? O mundo mudou?

Não, pois cada geração nova vê o encantamento e a glória, vitalidade da vida. A mesma vida que a idade pode enxergar, no máximo, como insípida (sem sabor, monótona).

O indivíduo muda.

E o que o faz mudar? Será um declínio de suas glândulas e nervos? Pouco provável, pois todo o trabalho que tem sido feito nas glândulas e nervos --- na estrutura do corpo --- pouco restaurou, se o fez.

"Ah, Juventude!", suspira o adulto.

Se eu apenas tivesse sua animação novamente! O que reduziu aquela animação?

À medida que nossa consciência do esplendor da vida declina, também declinou nossa própria consciência. A percepção decresce exatamente quando a consciência decresce. A capacidade de perceber o mundo à nossa volta e a capacidade de tirar conclusões exatas sobre ele é, para todos os efeitos, a mesma coisa.

Não ver as coisas como realmente são, é um sintoma do declínio da consciência. É preciso que sejamos amparados para fazer o mundo parecer mais brilhante?

A incapacidade de nos movermos depressa, quando antes corríamos em nossa infância, é um declínio de consciência e capacidades.

Completa inconsciência é a morte. 20% de inconsciência é 20% de morte. 30% de inconsciência é 30% de morte, etc... 100% fracasso.

E à proporção que se acumula a dor que acompanha a vida e se falha em acumular os prazeres, gradualmente se perde nossa capacidade.

E, por fim, segue-se a incapacidade física para ver, pensar e ser.

Como se acumula essa dor?

E se caso nos livrássemos dela, completa consciência e um conceito de vida inteiramente brilhante poderia retornar?

Existe um meio de nos livrarmos dessas dores?

A resposta é SIM.

F u n c i o n a!

Cap. 8
Como jogar um jogo

A atividade mais alta é jogar um jogo.
Quando se tem prazer bem alto na escala de Tom (de zero a quatro), sabe-se que é um jogo. À medida que desce bem baixo na escala, (medo, raiva, ansiedade) tornamo-nos cada vez menos cientes do jogo. A maior capacidade do pensamento é a diferenciação. A definição de sanidade é a capacidade de diferenciar o certo do errado.
A mais alta capacidade ao jogar um jogo (qualquer atividade na vida) seria a capacidade de saber as regras do jogo, diferenciando o que é certo e errado naquele jogo em particular.
Quando um indivíduo é propenso a olhar para o jogo e não diferenciar as regras certas das erradas, temos o criminoso. Um criminoso não pode jogar o jogo de uma sociedade. Não segue regras.
Uma pessoa que não conhece regras, não é necessariamente um criminoso. Mas está, com certeza, tendo dificuldades em jogar o jogo da sociedade e não está compreendendo bem o que se passa à sua volta.
Se não souber jogar aquele jogo, pode ficar cansado ou doente, para não jogar o jogo social. No lugar vem o jogo da hipocondria (se queixa de tudo) e não resolve coisa alguma.
A vida é um jogo, o casamento, os filhos, o trabalho.
O sucesso em tudo depende de como o fazemos.
Conhecer melhor as regras, é muito importante: é vital.
Se pudermos diferenciar as coisas no jogo em que estivermos, saberemos as regras.
Você sabe o que é certo ou errado.
Pratique!
Se você ainda não pode fazer sozinho, que tal melhorar o que você já pode!

Cap. 9
Problemas com solução

"A mente humana é capaz de resolver
qualquer problema da mente humana" L.R.H

O que a mente cria ela pode resolver. A maneira para isto é simples. Você descobrirá.

Não há necessidade de levar uma vida violenta só para provar que se pode experimentar. A idéia não é provar que se pode experimentar, mas recuperar a capacidade de experimentar.

Desse modo, temos duas regras de ouro para a felicidade:

1. Ser capaz de experimentar (suportar) qualquer coisa.

2. Causar somente as coisas que os outros podem suportar facilmente.

Sua reação a isto, diz-lhe a distância que você ainda tem de percorrer para conseguir com facilidade. Se realizar essas duas regras de ouro, será uma das pessoas mais felizes e de maior êxito deste Universo.

Quem poderia ser feliz com domínio e perversidade?

Nas experiências reais, descobriu-se que a pessoa começa a ser afetada por problemas quando não os tem em quantidade suficiente. Um velho ditado diz que se você quer que algo seja feito, é só pedir a uma pessoa bem ocupada. Ela o fará!

Encontramos o fenômeno da elevada incidência de "neuroses" nas famílias ricas. Essas pessoas têm pouco que fazer e poucos problemas. Os problemas básicos de alimentação, vestuário, e abrigo já estão resolvidos.

Se felicidade dependesse apenas de ser rico, ter liberdade, elas seriam felizes. Entretanto não o são.

O que está causando sua infelicidade?

É falta de problema. Trabalho.

Por que ainda trabalha se já é tão rico? Entendeu!

Infeliz é o homem que continuamente pensa em se aposentar e ficar sem trabalho ou continuamente pensando em como se tornar livre. Vê-se isso no funcionário que constantemente tenta evitar o trabalho. Independente do fato de ter uma grande quantidade de horas de lazer, ele não se está aproveitando delas. Está tentando evitar contato com pessoas, objetos, energias e espaço à sua volta.

Eventualmente ficará preso numa espécie de não saber o que fazer e só sabe dar broncas. Se este homem pudesse simplesmente mudar de idéia e começar a "preocupar-se" em como poderia conseguir mais trabalho para fazer, seu nível de aceitação das coisas melhoraria bastante e aumentaria bastante a sua felicidade.

Poder-se-ia então, dizer que a vida é um jogo e que a capacidade de participar de um jogo consiste na tolerância para com a liberdade, as barreiras, e dizer uma coisa e fazê-la verdadeira. (postular).

**Parte 4
Lições de vida**

Cap. 1
Você é importante para os outros

Alegria e felicidade verdadeiras são valiosas.

Se o indivíduo não sobrevive, nenhuma alegria e felicidade pode ser alcançada. É difícil tentar sobreviver numa sociedade caótica (confusa), desonesta e geralmente imoral.

Cada indivíduo ou grupo procura obter da vida todo prazer e imunidade à dor que puder. Sua própria sobrevivência pode ser ameaçada pelas más ações dos outros à sua volta. Sua própria felicidade pode ser convertida em tragédia e tristeza pela desonestidade e mau procedimento dos outros.

Estou certo de que você poderá pensar em exemplos reais disto.

Tais males reduzem a sobrevivência das pessoas e enfraquecem sua felicidade.

Você é importante para os outros.

Você é ouvido.

Você pode influenciar outras pessoas.

A felicidade ou infelicidade de quem você conhece é importante para você. Usando as coisas que seguem, você pode, sem demasiada dificuldade, ajudar essas pessoas a sobreviverem e levarem uma vida mais feliz.

Conquanto ninguém possa garantir que alguém venha a ser venturoso, suas chances de sobrevivência e felicidade podem ser aumentadas. E, com as dessa pessoa, as suas também o serão. Está em seu poder apontar o caminho para uma vida menos perigosa e mais Feliz.

O que já se conhece é apenas uma questão de pôr em prática, mas às vezes deixamos tanta coisa de lado, não dando a importância que merecia.

Aí sucumbimos (e perdemos com isto). O que nos parece complicado poderá ser uma coisa mais simples e funcional.

Cap. 2
Os cuidados necessários

As lições que o Ron deixa nesta área, são simples e facilmente compreendidas.
Procure tratar-se quando estiver doente.
As pessoas freqüentemente não se isolam nem procuram tratamento apropriado quando estão doentes e até com moléstias contagiosas. Como se pode facilmente ver, isto tende a colocar você em risco.
Quando alguém estiver doente, insista para que tome as precauções apropriadas e receba os cuidados do profissional adequado, não tomando medicamento por conta própria ou partindo para fórmulas miraculosas.
 Mantenha seu corpo limpo.
As pessoas que não tomam banho ou lavam as mãos regularmente podem portar e transmitir germes. Isso as faz correr risco. Temos muito direito de insistir que as pessoas tomem banho e lavem as mãos regularmente. É inevitável ficar sujo no trabalho, exercícios ou lazer, entretanto faça com que em seguida, as pessoas se limpem.
 Conserve seus dentes.
Diz-se que se alguém escova os dentes após cada refeição, não sofrerá de dentes estragados.
Isso, contribui muito para defender os outros de doenças orais e mau-hálito. Sugira aos outros que cuidem bem dos dentes.
Coma apropriadamente.
As pessoas que não comem apropriadamente não são de muita ajuda para elas mesmas. Tendem a possuir baixo nível de energia. São às vezes mal-humoradas. Ficam doentes mais facilmente. Não são necessárias dietas estranhas para comer apropriadamente, mas é preciso
mastigar bem e comer alimentos nutritivos. A falta ou o exagero são complicativos.
        Repouse.
Ainda que muitas vezes na vida tenhamos que trabalhar além dos períodos normais de sono, em geral, a falta da pessoa ter um repouso apropriado, pode torná-la uma carga para os outros. Pessoas cansadas não estão bem alertas! Podem cometer com mais facilidade diversos erros. Acidentam-se.

Justamente quando se precisa delas, podem deixar cair sobre você toda a carga de trabalho. Colocam os outros em risco contínuo. Insista para que as pessoas que não repousam apropriadamente que o façam.

Não tome drogas nocivas.

As pessoas que tomam drogas nem sempre vêem o mundo real à sua volta. Não estão realmente ali. Nas estradas, em contatos casuais, em casa, podem ser muito perigosas para você. Acredita-se, erroneamente, que elas "sentem-se melhor, agem melhor ou só são felizes quando drogadas". E, estamos falando aqui de qualquer tipo conhecidas e nocivas inclusive as "medicamentosas". Quando fazerem uso, anime-as a procurarem ajuda para safar-se delas.

Não tome álcool em excesso.

Pessoas que tomam demais não são alertas. O álcool impede sua capacidade de reação, mesmo quando lhes parece estar mais atentas e "numa boa". O álcool tem algum valor medicinal. Isto pode ser grosseiramente mal interpretado. Não deixe ninguém que andou bebendo levar você de carro ou qualquer meio de locomoção.

Uma pequena bebida percorre um grande caminho. Quando uma pessoa bebeu, não é momento apropriado para

dar opiniões ou relutar em discussões. O excesso poderá resultar em grande infelicidade.

Sexo.

É o meio pelo qual a raça se projeta no futuro através dos filhos e da família. Muito prazer e felicidade podem advir do sexo, claro. A natureza teve a intenção de assim ser, a fim da raça poder continuar. Mas, se usado abusivamente e depravadamente, acarreta conseqüências pesadas. A natureza parece ter tido também essa intenção.

Seja fiel a seu parceiro sexual.

Infidelidade da parte de um parceiro sexual pode reduzir acentuadamente a sobrevivência de alguém. A história em jornais, mostram dilúvios de exemplos da violência das paixões humanas provocadas pela infidelidade. Culpa é o mal mais suave. Ciúme e vingança são os maiores monstros. Nunca se sabe como e quando despertarão! É bom falar em "ser civilizado, desinibido ou compreensivo", mas nenhuma conversa vai consertar vidas arruinadas.

Um sentimento de culpa está presente, quase tão afiado quanto uma faca ou vidro moído na sopa. Leituras e vídeos "eróticos" são um bom começo. Você não precisa disso!

Além disto está a questão da saúde. Se não insistir na fidelidade por parte do parceiro sexual, você se expõe a todo tipo de doenças.

Por um período muito curto foi dito que as doenças sexuais estavam sob controle. Não é o caso agora e nem jamais o foi. Existem variedades hoje incuráveis. Neste caso a prevenção cai bem.

Os problemas de má conduta sexual não são novos. Muitos grupos sucumbiram na promiscuidade. Mais recentemente, quando isto se torna predominante numa

organização, comercial, religiosa ou de outra natureza, pode-se vê-la falindo.

Não importa quão civilizadas são suas discussões sobre isso, famílias despedaçam-se diante da infidelidade. O impulso de um momento pode tornar-se a tristeza de uma vida inteira. Incuta isso nas pessoas à sua volta e salvaguarde sua própria saúde e prazer.

Sexo é um grande passo no caminho da felicidade e da alegria. Não há nada de errado com ele, se for acompanhado de fidelidade e decência.

As crianças de hoje vão tornar-se a civilização do amanhã. Trazer hoje uma criança ao mundo é um pouco como deixar cair alguém numa jaula de tigres. As crianças não podem manejar seu meio ambiente e não têm recursos reais. Precisam de amor e ajuda para consegui-lo.

Este é um problema delicado a debater. Há quase tantas teorias sobre como criar, ou não criar, uma criança quanto há pais.

No entanto, se alguém o faz incorretamente, muito pesar pode resultar disso, podendo mesmo complicar a vida posterior da criança. Alguns tentam criar os filhos de modo que foram criados. Outros tentam exatamente o contrário.

Muitos se mantêm na idéia de que os filhos devem simplesmente ser deixados crescer por eles mesmos.

Nenhuma dessas idéias garante sucesso.

Este último método é baseado na idéia materialista

(que apenas a matéria física existe - não há o espírito) de que o desenvolvimento da criança assemelha-se à história evolucionária da raça, que de algum modo mágico, inexplicado, os nervos da criança vão amadurecer e que serão bem comportados.

Embora essa teoria seja refutada (rejeitada) com facilidade simplesmente por notar a grande população
criminal cujos nervos de algum modo não amadureceram - é um modo indolente de criar crianças para conseguir
alguma coisa sem levar em conta o futuro de sua civilização.

Uma criança é um pouco como uma pedra de ardósia em branco. Se você escreve nela as coisas erradas, ela vai fazer ou dizer coisas erradas.
Porém, diferindo da ardósia, a criança pode, ela própria, começar a escrever. A criança tende a fazer o que já foi feito com e para ela.
O problema é complicado pelo fato de que, embora a maioria das crianças seja capaz de grande decência, algumas nascem insanas e até viciadas em drogas, mas tais casos felizmente são pouco numerosos.
Não faz nenhum bem tentar apenas comprar a criança com uma avalanche de brinquedos e coisas, sufocando e protegendo a criança.
O resultado pode ser bem terrível para todos.
É preciso decidir o que se está tentando fazer da criança.
Isto é modificado por diversas coisas:
a) o que a criança basicamente pode tornar-se devido às características e potencial que lhe são inerentes;
b) o que a própria criança, realmente, quer tornar-se;
c) o que se deseja que a criança se torne;
d) os recursos disponíveis.
Mas lembre-se de que, aconteça o que acontecer isso tudo, a criança não sobreviverá bem a menos que eventualmente se torne confiante em si e muito moral. Do contrário, o 'produto final' será provavelmente um risco para todos, inclusive para a própria criança.

Qualquer que seja a afeição de alguém por uma criança, lembre-se de que ela não pode sobreviver bem a
longo prazo se não tiver os pés no caminho para a sobrevivência. Se andar mal, não será por acidente.

A sociedade atual é talhada para o fracasso da criança. Ajudará enormemente se você conseguir a compreensão e concordância da criança em seguir o que você está lendo agora. O que funciona é simplesmente tentar ser amigo da criança. É certamente verdadeiro que uma criança precisa de amigos.

Tente descobrir qual é realmente o problema da criança e, sem esmagar as próprias soluções dela, tente ajudá-la a resolvê-lo.

Observe as crianças - e isto se aplica até aos bebês.

Escute o que a criança lhe diz a respeito de qualquer coisa.

Deixe que as crianças ajudem você - se não o fizer, elas se tornam oprimidas por um senso de obrigação que, então, vão reprimir.

Se você obtiver a compreensão e concordância quanto a tudo isso, fazendo a criança segui-lo, estará ajudando enormemente aquela criança que será, então, um adulto saudável e feliz.

Uma criança, de fato, não se sai bem sem amor. A maioria das crianças têm muito amor para dar em troca. Então cabe a você fazer esta troca.

Ajude!

Do ponto de vista de uma criança, os pais são às vezes difíceis de compreender.

Há diferenças entre as gerações, mas isso não é, verdadeiramente, uma barreira. Quando alguém é fraco, tenta achar refúgio em mentiras e desculpas e é isso que constrói o obstáculo. As crianças podem reconciliar suas diferenças com seus pais. Antes da gritaria começar, pode-se ao menos tentar debater o assunto tranqüilamente e não

só bater tranqüilamente. Se a criança é franca e honesta, não pode deixar de haver um apelo que vai atingir o alvo.

Com freqüência é possível chegar a um compromisso pela qual os dois lados agora possam se entender e concordar. Não é sempre fácil dar-se bem com os outros, mas se deve tentar.

Não se deve esquecer que muitos erros dos pais são movidos por um desejo muito forte de fazer o que acreditam ser o melhor.

Os filhos são devedores aos pais por sua educação - se os pais o educaram.

Embora alguns pais sejam tão ferozmente independentes que não aceitem nada em troca de sua obrigação, é no entanto, verdade ocorrer com freqüência a eventualidade da geração (mesmo após os conflitos) cuidar dos pais.

A despeito de tudo, deve-se lembrar que eles são os únicos pais que possuem. E como tal, não importa como, se deve honrá-los e ajudá-los. Uma boa relação com a família é um grande passo para a felicidade.

Há muitas pessoas a quem se pode influenciar. A influência pode ser boa ou má. Se alguém conduz sua vida de modo a seguir estas recomendações, estará com certeza, dando um bom exemplo.

As pessoas ao seu redor não podem evitar serem influenciadas por isto, pouco importa o que disserem. Alguém que tente desencorajá-lo, age assim por verem suas ações erradas sendo descobertas, já causando danos e servindo seus próprios fins. Mas no fundo, aceitando ou não, irá muito respeitar você mesmo que não diga nada no momento.

A longo prazo, suas próprias chances de sobrevivência e felicidade vão ser melhoradas, visto os outros, influenciados, tornarem-se uma ameaça menor. Há outros tantos benefícios. Não despreze o efeito que pode

realizar sobre os outros, simplesmente por mencionar estas coisas e dando, por si próprio, um bom exemplo. Esse é o caminho.

Dados falsos podem fazer alguém cometer erros estúpidos. Podem mesmo servir de barreira para compreender dados corretos. Só se pode resolver os problemas da existência quando se tem dados verdadeiros.

Se as pessoas à volta nos mentem, somos levados a cometer erros e nosso potencial de sobrevivência é extremamente reduzido.

Dados falsos podem surgir de muitas fontes: acadêmicas, religiosas, sociais e profissionais.

Muitos querem que acreditemos em coisas e mistérios apenas para servir seus próprios interesses.

Verdadeiro é o que é verdadeiro para você.

Ninguém tem o direito de forçá-lo a aceitar dados e obrigá-lo a acreditar neles, sob ameaça. Se não é verdade para você, não é verdadeiro.

Pense a respeito das coisas a seu modo, aceite o que for verdade para você e desfaça-se do resto. Ninguém será feliz vivendo em mentiras.

Não diga mentiras prejudiciais.

Mentiras prejudiciais são produtos do medo, malícia e inveja. Podem levar a atos de desespero. Podem arruinar vidas. Criam um tipo de armadilha na qual quem diz e quem ouve podem cair. Seu resultado pode ser o caos interpessoal e social. Muitas guerras começaram devido a mentiras maléficas, pense nisto! Deve-se aprender a identificá-las e rejeitá-las.

Não preste falso testemunho.

Mesmo que considere de muita ajuda. Há penalidades consideráveis ligadas a prestar juramento ou

dar testemunhos falsos. Não se preste a isto por nada, nem arrume desculpa para fazê-lo. A rota pela verdade nos leva

sempre a compreender as coisas sem dúvidas ou atrapalhos. Se tem dificuldades em aceitar algo, procure verificar se é verdadeiro.

A maioria das raças dos tempos mais antigos ao presente, tem proibido assassinato, punindo-o fortemente. Isto foi por vezes ampliado para "não matarás", quando se verifica que uma tradução posterior da mesma obra constatou ser não assassinarás.

Há uma considerável diferença entre estas duas palavras, "matar e assassinar". A proibição de toda matança rejeitaria a autodefesa ou mesmo matar para alimentação. Isto tenderia a tornar ilegal a defesa de um bebê pronto para ser picado por uma serpente; colocaria uma raça em dieta de legumes.

Estou certo de você poder ver vários casos semelhantes da dificuldade que seria adotar não matarás. Assassinato é outra coisa inteiramente diferente. Por definição, quer dizer "A matança ilegal de um ser humano por outro, especialmente com malícia premeditada. Pode-se ver facilmente que nesta época de armamento violento seria fácil assassinar. Não se poderia existir uma sociedade onde a pessoa, ou sua família, ou amigos, estivessem na mira de ceifadores de vidas. Com justiça, o assassino carrega consigo a mais alta retaliação social.

O estúpido, o perverso e o insano procuram resolver seus problemas reais ou imaginários com assassinatos. E, por vezes, o fazem sem razão alguma. Dê seu apoio a todo programa demonstradamente eficaz que trate dessa ameaça à humanidade. Sua própria sobrevivência poderá depender do que você fizer hoje a respeito disso.
Desestimule imediatamente qualquer ameaça.

Atos ilegais são proibidos pelas leis oficiais, regulamentos e, o bom senso. São provenientes de governos, órgãos legislativos e judiciais. São, usualmente, relatados em códigos legais. Numa sociedade bem
ordenada, são publicados e tornados conhecidos de modo geral.

Numa sociedade confusa e freqüentemente dominada por crimes, é preciso consultar um advogado ou ser especialmente treinado. Tal sociedade dirá que ignorância não é desculpa para transgredir a lei.

Qualquer membro, contudo, tem a responsabilidade de saber o que essa sociedade considera ser um ato ilegal. Um ato ilegal não é desobediência a alguma ordem casual como "vá prá cama".
É uma ação que, se feita, pode resultar em punição pelos tribunais ou órgãos competentes, e punido conforme a gravidade cometida.

Quando alguém faz algo ilegal, de pequena ou grande monta, não importa se é apanhado ou não. Enfraquece nossa sobrevivência. Quase tudo o que necessitamos pode ser feito legalmente. A rota ilegal é um atalho perigoso e as "vantagens" nunca valem a pena.

O estado e o governo tendem a ser uma máquina um tanto irrefletida. Existe e funciona sobre leis e códigos penais. É ajustada para atacar a ilegalidade, através de seus canais. Como tal, pode ser um inimigo implacável no assunto de atos ilegais.

Quando se compreende ou descobre que as pessoas à sua volta estão cometendo atos ilegais, deve-se fazer o possível para desencorajá-las. Você próprio, mesmo não fazendo parte disso, poderá sofrer as conseqüências.

O contador falsifica os livros da firma, resultando em distúrbios, a firma pode falir e você perder o emprego!

Tais acontecimentos podem afetar em cheio a sobrevivência e a felicidade de alguém.

Como membro de qualquer grupo, encoraje e apoie qualquer esforço para reduzir, esclarecer e codificar as leis que se aplicam a esse grupo. Dê adesão ao princípio de todos os homens serem iguais perante a lei, sendo um dos maiores progressos da humanidade, e não devem ser perdidos de vista. Apenas com um franzir de sobrancelhas significa a sua desaprovação para atos ilegais.

O caminho não inclui o medo de ser descoberto. Seria ridículo para você próprio.

Seja Legal!

Homens e grupos inescrupulosos e maus podem usurpar o poder do governo e usá-lo para seus próprios fins.

Um governo organizado e conduzido somente por indivíduos e grupos interessados em si próprios dá à sociedade um curto tempo de vida. Põe em perigo a sobrevivência de todo mundo. Põe em perigo até aqueles que o tentam. A história está cheia de tais mortes governamentais.

Mas alguém pode elevar sua voz em advertência quando tais abusos são amplos. Não se precisa fazer algo ilegal, é ainda assim possível, pela simples retratação de sua cooperação, ocasionar reformas.

Mesmo quando isto está sendo escrito, há diversos governos no mundo que estão falhando somente porque seu povo aceita e silencia. Esses governos estão em risco; qualquer evento de má sorte pode fazê-lo estourar. Por outro lado, quando um governo está obviamente trabalhando duro para todo o seu povo, em vez de silenciar, devemos apoiá-lo ao máximo!

O assunto inteiro de governo e como governar pode ser uma ciência exata, quase uma ciência técnica. Se estamos interessados em termos no futuro governos
melhores, que não causem dificuldades, devemos sugerir que isso seja ensinado nas escolas, aos mais jovens como filosofia política.

E, afinal de contas, o povo e seus próprios líderes de opinião suam, lutam e sangram por seu país - um governo não pode sangrar, não pode mesmo sorrir:

É apenas uma ideia que os homens têm. É o ser individual que está vivo - você! A opressão e tirania é um caminho duro de trilhar.

Um bom governo merece apoio.

Apesar da insistência dos maus em que todos os homens são ruins, existem muitos homens e mulheres bons. Você pode ter sido suficientemente afortunado de conhecer alguns. De fato, a sociedade é movida por homens e mulheres de boa vontade. Homens públicos, líderes de opinião, aqueles no setor privado que desempenham seus trabalhos, são, na grande maioria, pessoas de boa vontade. Se não fossem, há muito tempo teriam cessado de servir.

Tais pessoas são fáceis de serem atacadas: sua própria decência os impede de superproteger-se. Todavia, a sobrevivência da maioria dos indivíduos depende deles.

O criminoso violento, o mercador do caos, todos tendem a distrair nossa atenção do fato sólido, quotidiano, de que a sociedade não andaria nem um pouquinho a não ser por esses indivíduos de boa vontade. Pelo fato de protegerem as ruas, aconselharem as crianças, tomarem temperaturas, apagarem incêndios ou falarem com bom senso e voz mansa.

Estamos aptos a deixar passar o fato de que as pessoas de boa vontade são as que mantêm o mundo girando e o Homem com vida nesta Terra!

Todavia, eles podem ser atacados e devem ser tomadas fortes medidas para defendê-los contra qualquer
dano, pois sua própria sobrevivência e de sua família dependem deles. Com certeza, parte de nossa própria felicidade está em dar apoio a pessoas de boa vontade.

Com relação aos cuidados consigo próprio e com o meio ambiente, consideramos: tendo boa aparência. Às vezes não ocorre a alguns indivíduos - visto não terem de passar seus dias a olhar para si mesmos - que eles formam
parte do cenário e aparência dos outros. E alguns não compreendem que são julgados pelos outros na base de sua aparência.

Embora as roupas possam ser caras, sabão e outros itens para os cuidados pessoais não são difíceis de obter. As técnicas são por vezes difíceis de desencovar, mas podem ser desenvolvidas.

Em algumas sociedades, quando são bárbaras ou se tornam muito degradadas, pode mesmo ser moda ferir os olhos do público. Isto é, realmente uma falta de respeito próprio. Ao fazer exercício ou trabalho, a pessoa pode tornar-se muito desarrumada.

Mas isso não a isenta de limpar-se. E, por exemplo, alguns trabalhadores europeus conseguem uma aparência excelente, mesmo trabalhando.

Nota-se que alguns dos melhores atletas mantêm um bom aspecto apesar de estarem pingando suor.

Um ambiente desfigurado por pessoas desleixadas pode ter um efeito sutil e deprimente sobre alguém. Estimule as pessoas à sua volta a ter bom aspecto, cumprimentando-as quando parecerem bem ou até ajudado-as brandamente com seus problemas. Isto pode melhorar sua auto-estima, levantando seu moral.

Cuidando de sua própria área. Quando as pessoas desarrumam suas próprias coisas e seu espaço, é possível incluir-se a si próprio. Quando parecerem incapazes de
cuidar de suas próprias coisas e espaços, é sinal de sentirem não pertencer realmente àquele lugar e não possuírem, de fato, suas próprias coisas.

Quando jovens, as coisas que lhes foram dadas receberam recomendações e condições em demasia ou foram tomadas deles por alguém. E, possivelmente, essas pessoas não sentiam bom acolhimento.
Vandalismo é uma manifestação disso: a casa ou o carro que não é de ninguém é logo arruinado. Conjuntos habitacionais construídos para pessoas de baixa renda são rapidamente destruídos.

O pobre por definição, possui pouco ou nada. Não conseguem possuir coisas e cuidá-las, passam também a sentir não fazer parte do meio.

Mas rico ou pobre, e por qualquer razão que seja, os indivíduos que não tomam cuidado com suas coisas e lugares podem causar desordem às pessoas à sua volta. Estou certo de que você pode encontrar exemplos disso.

Um pouco de tempo gasto para organizar pode ser compensado em trabalho mais rápido: não é perda de tempo como alguns acreditam.

Ajudando a cuidar do Planeta.

A idéia de se ter uma participação no planeta e de se poder e dever ajudar a cuidar dele pode parecer muito grande e, para alguns, completamente fora da realidade. Mas hoje, o que acontece do outro lado do mundo, mesmo tão longe, pode afetar a nossa própria casa.

Descobertas recentes por sondas espaciais para Vênus mostraram que nosso próprio mundo pode se deteriorar a um ponto de não mais comportar vida. E, possivelmente, isso poderia acontecer já em nosso próprio período de vida. Pode-se perguntar mesmo se isso fosse verdade, o que eu posso fazer a respeito?

Bem, mesmo que simplesmente franzisse as sobrancelhas quando as pessoas fazem coisas para conturbar o planeta, estaríamos fazendo algo!

Mesmo que apenas mencionar não ser boa coisa arruinar o planeta. Cuidar do planeta começa no jardim da frente, compreende lugares onde se faz piquenique ou se passa férias. O lixo que suja o terreno e o suprimento de

água, os galhos quebrados que provocam fogo, são coisas que podemos fazer algo em nossas folgas.

Plantar uma árvore pode parecer pouco, mas é alguma coisa, e nos faz sentir muito bem. Apoiar líderes de opinião e organizações que levam seriamente adiante o trabalho sobre meio ambiente.

Há muitas coisas que se pode fazer para ajudar a tomar cuidado com o planeta.

Isso começa com a idéia de que se deve fazer. Sugerir aos outros que também devam fazer.

O Homem atingiu a capacidade potencial de destruir o planeta. Deve ser alcançado a competência e ações para salvá-lo.

Afinal é aqui que ora vivemos!

Quando alguém não respeita a posse das coisas, seus próprios bens e propriedades estão em risco, tendo muito medo de ladrões. Uma pessoa que, por uma razão ou outra, não foi capaz de acumular posses honestamente, pode pretender que ninguém, de qualquer modo, possua alguma coisa. Entretanto, não tente roubar seus sapatos, vira santo ligeirinho.

Um ladrão causa encrenca que excede em muito o valor material do que rouba.

Confrontando com os anúncios de mercadorias desejáveis, torturado pela incapacidade de fazer algo suficiente para adquirir bens, ou movido simplesmente pelo impulso, aqueles que roubam, imaginam estar adquirindo algo valioso a baixo custo. Essa é, porém, a dificuldade: o custo. O preço real para o ladrão

é mais alto do que se imagina. Os maiores ladrões da história (inclusive os de colarinho) pagaram por seus saques passando suas vidas em miseráveis esconderijos (mesmo de cinco estrelas) pois, agora estavam bem atentos aos que pudessem lhes descobrir, e isto sobra muito pouco de "boa vida" para usufruírem e com grande medo. Nenhuma quantidade de valores roubados compensaria tal destino horrível.

Os bens roubados têm seu valor grandemente reduzido: precisam ser escondidos, são sempre uma ameaça para a própria liberdade, mesmo que ainda não se esteja em uma prisão.

Roubar coisas é simplesmente admitir que não se é suficientemente capaz de conseguir honestamente ou que se tem um traço de insanidade. Ou um ou outro. Como é bom conseguir coisas honestamente!

A menos que o indivíduo possa ter confiança na integridade das pessoas à sua volta, ele próprio corre risco. Quando aqueles com quem conta o deixam mal, sua própria vida pode tornar-se desordenada e até sua própria sobrevivência pode correr risco.

Confiança mútua é o elemento mais firme das relações humanas. Sem isso a estrutura inteira desmorona. Confiança é um artigo altamente apreciado. Alguém que o possui é considerado valioso. Se o perdeu, pode ser considerado desprezível. Deve-se fazer com que os outros à nossa volta o demonstrem e o mereçam. Desse modo, eles se tornarão muito mais valiosos para si mesmos e aos outros.

Mantenha a palavra dada.

Quando alguém faz uma afirmação, promessa ou intenção juramentada, deve torná-la realidade. Se diz que vai fazer algo, deve fazê-lo.

Se diz que não vai fazê-lo, não o deve fazer. O conceito que se faz dos outros é baseado, em grande parte, no fato da pessoa cumprir ou não sua palavra.

Os próprios pais, por exemplo, ficariam surpresos do grau em que caem na opinião de seus filhos quando uma promessa não é cumprida. Por simples que seja. Se você promete que tal hora vai estar lá, cumpra ou não prometa. Atrasar-se em horários gera constrangimento de quem espera.

Pode dizer isto quem já esteve com horários marcados e não cumpridos, não importando de quem, pois ninguém poderá ter privilégios em descumprir. Com exceções justificadas seria compreensível.

Se puder, avise antes que não poderá cumprir, e não dê desculpas falsas pois o ridículo seria maior.

As pessoas que mantêm sua palavra são acreditadas e admiradas! As pessoas que não o fazem são olhadas como lixo. Aqueles que quebram sua palavra quase nunca conseguem remediar. Uma pessoa que não mantém a palavra, dentro em breve pode achar-se numa armadilha a todo ripo de garantias e restrições e até mesmo ver-se privada das relações normais com os outros.

Nunca se deve permitir que outrem dê sua palavra levianamente. Deve-se insistir, quando uma promessa é feita, que seja mantida. A vida de alguém pode tornar-se muito desordenada ao tentar associar-se a pessoas que não cumprem com suas promessas. O caminho é muito mais fácil de trilhar com pessoas confiáveis.

Ao viver a vida, fica-se inevitavelmente sujeito a obrigações. De fato, nasce-se com obrigações que, depois, tendem a acumular-se. Não é novidade nem idéia nova ter-se para com os pais uma dívida por nos trazerem à vida, por criar-nos. É um crédito aos pais o fato de não exercerem maior pressão do que o fazem.

É, entretanto, uma obrigação; até a criança sente isso. E à medida que a vida segue o seu curso, acumulam-se obrigações - para com outras pessoas, para com os amigos, para com a sociedade e até para com o mundo.

É um desserviço extremo para uma pessoa não lhe permitir satisfazer ou pagar seus compromissos.

O sorriso do bebê, os esforços desajeitados da criança ao querer ajudar, o possível conselho do jovem ou apenas o seu esforço para ser um bom filho ou uma boa filha, comumente passam despercebidos, sem ser reconhecidos ou aceitos. Tais esforços, quando falham em descarregar a enormidade da dívida, podem ser substituídos por qualquer mecanismo do tipo: "Não se deve nada realmente, eu não pedi para nascer, meus pais não se importam comigo, afinal esta vida é mesmo uma porcaria"! Isso foi apenas uma ajuda que foi impedida ou rejeitada.

O meio de descarregar o peso das obrigações foi interrompido, causando desordem individual e até social. Deve-se aceitar os esforços de uma criança ou adulto para saldar obrigações não financeiras que sentem poder estar devendo. Se disser: "Ora, você não me deve nada" - não estará sendo de ajuda alguma! Permita, e agradeça retribuindo.

As dívidas financeiras, deve-se ajudar a encontrar alguma solução mutuamente aceitável. Desencoraje, no entanto, a pessoa de assumir mais compromissos do que lhe é realmente possível fazer. O peso das obrigações que nos são devidas ou que não se cumpriu, sobrecarregam e impedem trilhar o caminho da felicidade.

Trabalhar não é sempre agradável.
Entretanto, poucos são mais infelizes do que os que levam uma existência sem propósito, vadia e tediosa. As crianças parecem acabrunhadas para suas mães quando não têm nada para fazer. É legendário o baixo estado de espírito do desempregado, mesmo quando recebe fundo social ou auxílio desemprego.

O homem aposentado, sem nada mais a desempenhar na vida, perece devido à inatividade, conforme mostram as estatísticas.
Mesmo o turista, atraído pelo chamado ao lazer por parte de uma agência de viagem, cria dificuldades para o guia turístico, caso este não lhe proporcione algo para fazer. Mas não que ter folga ou dormir!

A própria tristeza pode ser aliviada ocupando-nos simplesmente com alguma coisa.

Nunca critique, por exemplo, uma pessoa queixosa com a saúde, que de repente está disposta a passear.

Ao contrário, proporcione a uma pessoa idosa um passeio e verá logo sua saúde melhorar.

Fazê-la se sentir útil lhe pedindo uma ajuda em algum trabalho ou ocupação é um caminho bem interessante para o restabelecimento e alegria.

Pessoas que não são industriosas jogam a carga do trabalho sobre os outros à sua volta, sobrecarregando alguém. É duro relacionar-se com tais pessoas. Uma solução útil é persuadir tais pessoas a se decidirem por alguma atividade e fazê-las se ocuparem sendo bem suave na sugestão e até arrumando uma ocupação satisfatória. O caminho vira uma Avenida quando se trabalha e se produz.

Como é bom!

Numa época de equipamento complicado, máquinas e veículos de alta velocidade, a sobrevivência do indivíduo, de sua família e amigos depende, numa medida que não é pequena, da competência geral dos outros. No mercado, nas ciências, humanidades e no governo a incompetência pode ameaçar a vida e o futuro de poucos ou de muitos.

Tenho certeza de que vocês podem achar muitos exemplos disso. O homem sempre teve um impulso de controlar seu destino.

Superstição, propiciação aos deuses certos, danças rituais antes da caçada, podem ser vistas como
esforços, não importa quão fracos ou ineficazes, para controlar o destino.

Foi quando aprendeu a pensar, dando valor ao conhecimento e aplicando-o com competente perícia que ele começou a dominar seu meio ambiente. A verdadeira dádiva dos céus pode ter sido o potencial de ser competente. Nas buscas e atividades comuns, o homem respeita a perícia e capacidade. No herói ou no atleta são quase veneradas. O teste da competência está no resultado final.

O homem sobrevive no grau em que é competente. Perece no grau em que é incompetente. Encoraje a obtenção de competência em qualquer ocupação que valha a pena. Faça-lhe elogios e a recompense no momento em que a encontrar.

Exija altos padrões de desempenho.

O teste de uma sociedade é saber se você, sua família e amigos podem ou não viver nela com segurança. Os ingredientes da competência incluem observação, estudo e prática.

OLHE. Enxergue o que você vê, não o que alguém diz que você vê! O que você observa. Olhe diretamente para as coisas, para a vida e para os outros, não através de uma nuvem de preconceito, cortina de medo ou da opinião de outrem.

Em vez de discutir com os outros, faça-os olhar. A mais flagrante mentira pode ser furada. As maiores simulações podem ser expostas, os enigmas mais complicados podem ser resolvidos e as revelações mais notáveis podem ocorrer simplesmente insistindo brandamente para que alguém olhe.

A competência verdadeira é baseada na própria capacidade de observar. Tendo isso como realidade, só então se pode ser hábil e seguro.

APRENDA. Já houve uma ocasião em que outra pessoa teve dados falsos a respeito de você? Isso lhe causou dificuldades?

Isto pode dar uma idéia do estrago que um dado falso pode ocasionar. Você também pode ter dados falsos.

Separar o falso do verdadeiro ocasiona compreensão. O processo de aprender não é só empilhar dados por cima de dados. É obter novas compreensões e melhores maneiras de fazer as coisas.

Quem pensa não ter mais nada a aprender na vida é um sujeito muito arrogante.

É um indivíduo perigosamente cego que não pode se desprender de seus preconceitos e dados falsos e substituí-los por fatos que podem ajudar sua própria vida e a de todos mais.

Para sobreviver, uma civilização deve fomentar os hábitos e capacidade de estudar. Ter dados e usá-los.

Se funcionam, servem. Se não funcionam não servem. Se alguém diz: "Ah!… isto eu conheço, não vale nada! Hi…Fulano não me parece de confiança!"

É isso que vai utilizar como dado? Então… você precisa ver por você mesmo.

Aí então poderá usar o dado sabendo se é falso ou verdadeiro.

Pode-se ajudar os outros a estudar e aprender nem que seja apenas colocando ao seu alcance os dados que deveriam ter.

Ajudando-os a classificar dados falsos; ajudando-os a encontrar e esclarecer palavras que não conhecem ou não são bem compreendidas; ajudando-os a encontrar e lidar com as razões para não estudar ou não querer aprender.

Em vez de criticar quem errou, procure verificar como o erro foi acontecer e veja então, se o outro pode
aprender algo com isso. A maneira mais branda é a que funciona melhor.

O mundo já é suficientemente brutal para quem não pode aprender.
PRATIQUE. Aprender dá frutos quando é aplicado. A sabedoria, certamente por si só não surtirá efeito. Há mesmo uma espécie de beleza nisso.

Mas, verdade seja dita, nunca se sabe realmente se a pessoa é sábia ou não, até ver os resultados de tentar aplicar o conhecimento.

Os que não praticam primeiro as proezas cinematográficas acabam saindo feridos, querendo dubles que já praticaram. Assim também as donas de casa.

Segurança é um assunto que deveria ser mais popular. Se praticar realmente ao ponto de dominar o que se está fazendo, a perícia ditará a velocidade e perfeição sem se ter medo de errar.

Pode-se treinar nosso corpo, nossos olhos, nossas mãos e pés até que, com prática, eles, ficam sabendo. Não se precisa parar para pensar, simplesmente se faz o que se quer. Talento é na verdade em grande parte, prática!

Corre-se o risco quando aqueles à nossa volta não praticam suas habilidades até poderem realmente executá-las. Existe alegria considerável na perícia, destreza e velocidade. Isso só pode ser feito com segurança através do conhecimento e prática. Num lugar de velocidade, ser vagaroso não é muito seguro, como ser veloz em lugares vagarosos também não o é.

A competência é um caminho mais fácil!

Cap. 3
Respeite a religião dos outros

A tolerância é uma boa pedra fundamental sobre a qual construir relações humanas. Quando se vêem as matanças e os sofrimentos causados pela intolerância religiosa através da história do Homem, até os tempos modernos, pode-se observar que a intolerância é uma atividade muito contrária à sobrevivência.

Tolerância religiosa não significa concordância. Intolerância sempre foi um caminho curto para as discórdias e dificuldades nas relações humanas.

Desde o tempo da Grécia antiga, os filósofos têm se questionado e aos outros a respeito da natureza de Deus, do Homem e do Universo. As opiniões de autoridades vêm e vão. Muitas opiniões, incluindo os materialistas, têm seus próprios fanáticos que atacam as crenças e religiões dos outros: o resultado pode ser a intolerância e disputas, tornando certas filosofias oficiais e tirando o livre poder de escolha do indivíduo.

Se os grandes indivíduos brilhantes do passado nunca foram capazes de concordar sobre o assunto religião ou anti-religião, trata-se duma arena de combate na qual seria bom ficar afastado.

Atacar a crença religiosa de alguém, é pôr em risco sua própria crença. Agredir e atacar procurando até prejudicar alguém por sua convicção religiosa, é coisa de bárbaros e deve ficar compreendido como sendo coisa do passado e que nunca deu certo. O Homem, desde a aurora das espécies, recebeu grande consolação e alegria de suas religiões.

Homens sem fé são uma espécie muito deplorável. Respeitar crenças religiosas e tolerar pessoas de boa vontade é um caminho seguro.
Somente um santo pode atravessar a vida sem nunca prejudicar outra pessoa, se bem que não estou bem certo, de existirem os santos no pé da letra. Porém, somente um criminoso fere os outros intencionalmente.

Acontece que os danos que se faz aos outros pode recair sobre nós mesmos e geralmente acontece. Nem todos os atos nocivos são reversíveis.

Pode se cometer um ato contra outrem que não pode ser deixado de lado ou esquecido. Assassinato é um deles.

Pode-se calcular como uma violação séria de quase qualquer dos preceitos destes assuntos até aqui citados, pode tornar-se um ato prejudicial irreversível.

A ruína da vida de outrem pode destroçar nossa própria vida. As prisões e asilos de loucos estão entupidos de gente que prejudicou seus semelhantes. Mas há outras penalidades: seja apanhado ou não, cometer atos nocivos contra os outros, particularmente quando escondidos, pode causar a alguém sérias mudanças de atitude para com os outros e para consigo mesmo, todas infelizes. A felicidade e alegria de viver vão embora.

O que é realmente algo nocivo? Você gostaria que isto acontecesse com você? Não. Então provavelmente é uma ação nociva ou no mínimo errada.

Se puder conseguir com que as pessoas conheçam e apliquem isto, poderá ter aberto a porta e deixá-los tornar a se reunir com a raça humana!

É claro que, deveríamos sempre tratar os outros como gostaríamos de ser tratados. Esta é uma versão bem positiva da Regra de Ouro.

Não fique surpreso se alguém parecer se zangar por lhe dizerem para "ser bom". O ressentimento pode não vir absolutamente da idéia de ser bom. Pode ser do fato da pessoa, na verdade, ter um mal-entendido do que isso significa. Pode-se entrar num monte de opiniões
conflitantes e confusões a respeito do que pode ser bom comportamento. É possível nunca ter sido entendido - mesmo se o professor o tiver - porque ele ou ela recebeu a nota relativa à sua conduta. Pode-se até ter recebido ou assumido dados falsos sobre isso: "As crianças devem ser vistas, mas não ouvidas", "ser bom significa ser inativo", e sabemos não ser por aí.

Contudo, há um modo de esclarecer tudo isso a seu inteiro contento.

Em todas as épocas e na maioria dos lugares, a humanidade almejou reverenciar certos valores. São as chamadas virtudes. Foram atribuídas a homens sábios, homens puros, santos e até deuses.

Criaram a diferença entre um bárbaro e uma pessoa culta, a diferença entre o caos e uma sociedade decente. Não requer, absolutamente, um mandato dos céus nem uma busca tediosa através dos grossos volumes da filosofia para descobrir o que bom significa.

Pode ocorrer uma auto-revelação a respeito do assunto.

Pode ser realizado por quase qualquer pessoa.

Se fôssemos pensar sobre ela ou ele gostaria de ser tratado pelos outros, desenvolveríamos as virtudes humanas suficientes e necessárias. Calcule apenas como quereria que as pessoas tratassem você.

Primeiro de tudo, possivelmente, quereria ser tratado justamente. Não quereria que as pessoas mentissem a seu respeito ou fossem falsos. Certo?

Provavelmente quereria que seus amigos e companheiros fossem leais. Não quereria que eles o traíssem.

Poderia querer ser tratado com boa esportividade, não sendo enganado ou logrado.

Quereria que fossem razoáveis em seus tratos com você. Que fossem honestos e não trapaceassem. Correto?

Poderia querer ser tratado gentilmente e sem crueldade. Poderia querer que as pessoas levassem em consideração os seus direitos e sentimentos.

Quando você estivesse por baixo, poderia gostar que os outros fossem compassivos. Em vez de explodirem com você, provavelmente quereria que os outros mostrassem autocontrole.

Se você tivesse algum defeito ou deficiência, se cometesse um erro, você quereria que as pessoas fossem tolerantes, não críticas.

Em vez de se concentrarem em censura e punição, você preferiria que o compreendessem e as pessoas lhe perdoassem. Poderia querer que as pessoas fossem benevolentes com você, não mesquinhas ou miseráveis.

Seu possível desejo seria que os outros acreditassem em você e não duvidassem a todo momento.

Provavelmente preferiria ser respeitado, não insultado. Possivelmente quereria que os outros fossem corteses com você e também o tratassem com dignidade. Certo?

Poderia gostar que as pessoas admirassem você. Quando fizesse algo por elas possivelmente, gostaria que as pessoas apreciassem você. Correto?

Provavelmente gostaria que os outros fossem amistosos para com você. De alguns você poderia querer AMOR.

E, acima de tudo, você não quereria que essas pessoas apenas fingissem ou simulassem essas coisas, quereria que fossem bastante verdadeiras em suas atitudes e agissem com integridade. E os preceitos todos que você já
leu desde o começo até aqui teria realizado se posto em prática, o que se chama de virtudes.

Muito bem, pode-se resolver por nós mesmos as virtudes humanas, reconhecendo apenas como nós próprios gostaríamos de ser tratados e aí saberemos bem definir o que é boa conduta.

Agora, o que você supõe aconteceria se alguém fosse tentar tratar os outros à sua volta com:

Justiça, Lealdade, Boa Esportividade, Imparcialidade, Honestidade, Gentileza, Consideração, Compaixão, Autocontrole, Tolerância, Clemência, Benevolência, Confiança, Respeito, Polidez, Dignidade, Admiração, Amabilidade, AMOR..!

Poderia e vai levar algum tempo, mas não supõe que a humanidade inteira se trataria do mesmo modo. Certo?

Independente de benefício pessoal, pode-se dar início a uma nova era para as Relações Humanas. A pedrinha jogada uma lagoa, pode fazer ondas que vão até a costa mais distante.

Às vezes, os outros procuram botar alguém para baixo, desfazer de suas esperanças e sonhos, do seu futuro e de si mesmo. Através do ridículo, e por muitos outros meios, alguém mal-intencionado com outrem pode tentar ocasionar seu declínio. Às vezes é necessário lidar com isso diretamente.

Há um manejo a longo prazo que raramente falha. O que, exatamente, tais indivíduos estão tentando fazer?

Estão tentando colocá-lo para baixo. Devem conceber que a pessoa é, de algum modo, perigosa para eles, que se alguém subisse no mundo, poderia ser-lhes uma ameaça.
Assim sendo, procuram de várias maneiras diminuir os seus talentos e capacidades.

Alguns malucos têm até mesmo um plano geral que é algo assim: se fulano se torna mais bem sucedido, fulano pode servir de ameaça para mim, por isso devo fazer tudo que posso para fulano ter menos sucesso. Nunca parece ocorrer a tais indivíduos que suas ações poderiam converter fulano num inimigo, embora ele não o fosse antes.

Isto pode ser classificado como um meio quase certo de tais loucos se meterem em encrenca a todo instante.

Alguns fazem-no apenas por preconceito ou por não gostarem de alguém. Entretanto, como quer que seja tentado, o objetivo real é fazer seus alvos crescerem menos e fracassarem na vida.

O tratamento real de tais situações e pessoas, o modo verdadeiro de derrotá-los em seus intentos é florescer e prosperar. Oh, sim, é verdade que tais pessoas, vendo alguém melhorar seu destino, podem tornar-se furiosas e atacar com mais força. A coisa a fazer é lidar com elas, se necessário, mas não desistir de florescer e prosperar, pois é isso que tais pessoas desejam que faça.

Se a pessoa florescer e prosperar cada vez mais, esses indivíduos caem em apatia, ficam tristes e por serem perdedores, desistem completamente dos ataques.

Se as aspirações de alguém na vida valem a pena, se as leva a cabo, dando alguma atenção aos preceitos aqui contidos, se florescer e prosperar, certamente acabará sempre vencedor.

Esperamos, que sem tocar num único fio de cabelo deles!

Cap. 4
Uma conclusão acertada

A felicidade reside em empenhar-se em atividades que valem a pena. Há, porém, somente uma pessoa que pode dizer com certeza o que a vai tornar feliz: Você mesmo! Os preceitos aqui contidos são realmente as bordas da estrada. Violando-os, fica-se como o motorista que se precipita sobre o acostamento - o resultado pode ser destroçar o momento, a relação, uma vida. Somente você pode dizer para onde vai a estrada, ao estabelecer suas metas para o momento, para as relações, para a fase da vida. Podemos sentir-nos, às vezes, como uma folha ao vento, rodopiando pela rua suja. Podemos sentir-nos como um grão de areia na imensidão das coisas. Entretanto, quem foi que disse que a vida era uma coisa calma e ordenada? Não somos uma folha estraçalhada ou um grão de areia. Podemos, num grau maior ou menor, traçar nosso mapa e segui-lo. Pode-se sentir estarem as coisas de tal forma agora que é tarde demais para fazer algo, que nossa rota passada está tão estragada que não há chance de traçar uma nova rota que seja um pouco diferente. Há sempre um ponto na estrada em que se pode traçar uma nova rota e tentar segui-la. Não há ninguém com vida que não possa fazer um novo começo. Pode ser dito, sem o mais leve medo de contradição, que outros podem imaginar e procurar, de vários modos, empurrar alguém para a beira da estrada e de diversas maneiras tentá-lo a levar uma vida imoral. Todos eles agem assim para realizar seus próprios propósitos particulares e, se o indivíduo lhes der atenção, acabará em tragédia e tristeza. Terá, evidentemente, perdas ocasionais ao tentar aplicar estes conceitos e fazê-los serem aplicados. Deve apenas obter o conhecimento e prosseguir. Quem disse que a rota não tinha solavancos? Ela pode, contudo, ser trilhada. Assim sendo, as pessoas podem ter quedas, mas isso não quer dizer que não podem levantar-se novamente e prosseguir. Se você fizer com que outros sigam o caminho, você próprio ficará suficientemente livre para proporcionar-se uma oportunidade de descobrir o que é a felicidade verdadeira.

Como diz o Ron: Você é o motorista. Passe bem!

Cap. 5
A iniciação

O estudo do conhecimento, da palavra "Scio" (latim) que significa conhecer e "logos" (grego) estudar. É diferente de qualquer outra organização de informação ou conhecimento na Terra. As pessoas têm grande dificuldade em descrever para os outros, pela excelente razão de que tentam enquadrá-la numa estrutura de referência com outros "conhecimentos". Por isso não é isso ou aquilo, mas um estudo de conhecer no mais completo sentido da palavra. No tocante à tentativa básica, existiu apenas uma organização de conhecimento na Terra que teve idêntica meta - que é a meta da liberdade total, de ser capaz de sair da armadilha da confusão, de ser capaz de retroceder e dar uma olhadela em tudo, e essa foi o Budismo, praticamente há 2.500 anos atrás. Infelizmente, o Budismo não é adequado como um dado para comparação porque o mundo ocidental não tem a menor idéia do que é e devemos compreender que nos empenhamos numa tarefa que não foi empreendida nos últimos 2.500 anos.

Não significa que o que estamos nos propondo seja mais ou menos importante. Mas ambos tentaram selecionar as coisas importantes da vida e preencher a carência do saber do Homem com a observação exata. Estão aqui resumidos 50.000 anos de pensamento humano, pesquisado em mais de 30 anos de estudo de um ser com imenso amor à humanidade: L. Ron Hubbard, colocando as ciências humanas, há tanto ultrapassadas pelas "ciências exatas", em pé de igualdade, senão de superioridade com a física, química e matemática.

Neste estudo, alcançou-se discretamente aquilo que, com despesas astronômicas, foi tentado por centenas de universidades e fundações. É assim que a vida funciona. É assim que se muda para melhor homens, mulheres e crianças. Agora o homem tem os meios de se melhorar, aumentar suas capacidades. O estudo do conhecimento dirige-se ao Homem Espírito não ao Homem máquina (corpo). Desde que nos dirijamos ao espírito, desde que devolvamos ao indivíduo alguma esperança e fé em si próprio, ele fica melhor, mais brilhante.

Seu Q.I. sobe, sua capacidade de lidar com qualquer coisa melhora, ele fica mais poderoso, mais persistente e torna-se mais amável e mais compassivo. Mais tolerante e menos crítico. É para pessoas que não desistem de lutar que esse assunto é atraente. Atualmente, enquanto você lê este artigo, milhares de pessoas o fazem em todo o mundo em diferentes idiomas. Pessoas que nunca haviam tido oportunidade de contato com essa filosofia. Não somos revolucionários em qualquer área, somos evolucionistas em tudo o que temos, defendendo o aperfeiçoamento. Não é política, quando as chamas da ideologia ameaçam consumir-nos, é tempo de esquecer a política e procurar a razão. Não estamos querendo conquistas - mas civilização. Insensatez é o verdadeiro barbarismo na Terra, e somente na lama negra da ignorância, podem germinar os conflitos ideológicos irracionais.

Todos os problemas de governo podem ser resolvidos de uma maneira racional. No passado eram explorados os ignorantes, em benefício de visionários do domínio e do ódio.

Mas isto foi ontem. Hoje devemos assumir o papel de responsabilidade pela raça humana, e só incapazes preferem a guerra, que um dia poderá silenciar a todos neste planeta.

Aí não haverá tempo para concluirmos o quanto também fomos facilmente iludidos a não reagir e lutar por uma vida melhor, estando nossos amigos, filhos e nós mesmos com futuro incerto. Quem ataca uma filosofia sem conhecê-la, quem não dá ouvidos a uma possível mudança para algo que funcione realmente, ataca o próprio homem e o futuro de sua raça. A Terra não tem muito tempo. Precisamos trabalhar. Faça com que o Homem abandone seus ódios e ouça. A liberdade pode estar bem próxima, e quem sabe seja este o Reino dos Céus.

O tempo para as pessoas conhecerem este estudo é muito escasso e o povo está muito preso a tantas incompreensões e precisamos torná-lo suficientemente civilizado para ser digno de sua liberdade. Não procure mudar a religião de ninguém, nem suas ideias políticas, e não obstrua a soberania de nação alguma. Em vez disso ensine o Homem a usar o que sabe para construir uma verdadeira civilização na Terra. É talvez, para uma minoria hoje, que esse assunto é atraente. Bem, posso afirmar que também funciona, e os resultados futuros serão para toda a Humanidade.

Cap. 6
Metodologia

Melhoramentos de vida é empregado por pessoas treinadas (auditores), com processing que melhora a saúde, inteligência, comportamento, destreza, aparência e capacidades dos indivíduos de uma maneira unânime pois é uma ciência exata e precisa.

É um conjunto de métodos (processos e exercícios), por uma pessoa autorizada (que ouve e comanda), em pessoas individualmente ou em grupos, dependendo do objetivo, também como método de ensino.

Descobriu-se que as pessoas que recebem "processing" podem se libertar de suas ansiedades etc..., tornando-se mais despertas, inteligentes e competentes. Liberando-se dos problemas anteriores que as impediam de serem felizes e agirem com concordância e satisfação. Passando a agir em suas vidas com determinação e projetos de futuro (postulados) fortes. Deixando de agir inadvertidamente e fazer coisas que possam incomodá-las mais tarde.

Existem métodos de aplicação na Comunicação, artes, trabalho, família e sociedade como um todo. Abrange enfim, todas as áreas da vivência e da ética.

Os gráficos e testes exaustivos puderam comprovar a eficácia e eficiência. Você pode pessoalmente comprovar após algumas horas de treinamento por um auditor que aumentaram suas capacidades de lidar com qualquer problema seu, até um nível em que se torne Claro.

Claro é um indivíduo que após ter analisado seu passado, utilizados os processos, limpou as áreas de perturbação. Tornando-se uma pessoa pronta para a vida, com prazer em viver, querendo que mais pessoas alcancem

melhorias em suas vidas. É um grande começo para lidar com os melhoramentos em outras áreas da sobrevivência.

Acreditamos que existam muitas técnicas de ajuda ao ser humano e, todas possuem seus admiradores pois alguma coisa elas têm feito em prol do indivíduo, mas o nível alcançado no estado de Claro, jamais foi conquistado até nossos dias por qualquer uma.

É permanente, funciona.

Apoiamos qualquer iniciativa de ajuda ao ser humano, no entanto o próprio ser humano já foi muito enganado no passado, e isto o faz incrédulo e temeroso. Esperam, às vezes, conseguir sucesso sem darem ao menos tempo de eles próprios colocarem seus problemas para serem solucionados.

Quanto tempo você demoraria para expor toda uma vida?

Bem, esse seria aproximadamente o tempo mínimo necessário para podermos ajudá-lo. Hoje em média não mais que 300 horas de auditing, para o nível de claro. Muita coisa se resolve em uma sessão. Dores, perdas, ansiedade, depressão, medos, etc…

Você pode!

Cap. 7
A divisão do Homem: o espírito e a mente

O homem, individualmente, pode-se dividir em três partes: Espírito, Mente e o Corpo.

A maior descoberta e a mais importante contribuição do Estudo do Conhecimento para a humanidade foram, provavelmente, a separação, descrição e manejo do espírito humano.

Isto foi realizado em Julho de l951, em Phonix, Arizona, quando através de método científico, e não religioso ou humanitário, L. Ron Hubbard estabeleceu que aquilo que é a pessoa, a personalidade, é separável do corpo e da mente, à vontade, sem causar morte física ou perturbação mental. No passado houve muita controvérsia a respeito do espírito humano, ou alma, e várias tentativas para controlar o homem foram bem sucedidas, por causa de sua quase total ignorância a respeito de sua própria identidade.

Mais recentemente, os espiritualistas separaram da pessoa aquilo que chamaram de corpo astral e isto os capacitou a conseguir vários de seus propósitos.

Nós separamos o espírito em si do corpo astral, e não deve haver confusão entre os dois. Assim como você sabe que está onde está, neste momento, também saberia se você, um espírito, estivesse separado de sua mente e do seu corpo.

A humanidade não tinha descoberto isto antes porque, não dispondo das técnicas, possuía uma realidade muito limitada a respeito de sua separação da própria mente e um corpo.

A totalidade do culto do comunismo está baseada no fato de que cada pessoa tem apenas uma vida, que não existe nada depois desta e que o indivíduo não tem

nenhuma significação religiosa. A humanidade, em geral, conservou-se bastante próxima deste estado, pelo menos durante o último século. Este estado (ou condição) é de nível bastante baixo, pelo fato de excluir todo e qualquer auto-reconhecimento.

O ESPÍRITO:

Descrevemos o espírito (Thetano) como não tendo massa, nem comprimento de onda, nem energia, nem tempo ou localização no espaço, exceto por consideração ou postulado.

O espírito, portanto, não é uma coisa, é o criador de coisas. A localização habitual do Thetano é no crânio, ou próximo do corpo. Um Thetano pode estar numa destas quatro condições:
a) - seria inteiramente separado de um corpo ou corpos ou até mesmo deste universo;
b) - seria próximo a um corpo, controlando-o conscientemente;
c) - seria dentro do corpo (crânio);
d) - seria uma condição compulsiva longe do corpo, sem ser capaz de se aproximar dele. Sob ponto de vista do homem, a condição ideal, seria estar próximo ao corpo e no controle.

Um Thetano é sujeito a deterioração. A princípio isto é difícil de compreender, pois a totalidade de sua atividade consiste em considerar e postular. Através de seus postulados, ele usa diversos métodos de controle de um corpo.

Que ele realmente se deteriora é evidente, mas, ao mesmo tempo, é verdade que, a qualquer momento, pode recuperar a totalidade de sua capacidade.

Os processos do Estudo do Conhecimento podem estabelecer esta realidade para o indivíduo, com maior ou

menor rapidez, e uma das muitas metas do processing é exteriorizar o indivíduo e colocá-lo na segunda das condições mencionadas, desde que se descobriu tornar-se mais feliz e mais capaz quando se situa assim.

A MENTE:

É um sistema de comunicação e controle entre o Thetano e seu ambiente.

É uma rede de comunicações e imagens, energias e massas, que são produzidas pelas atividades do Thetano versus universo físico ou outros Thetanos. Um Thetano estabelece vários sistemas de controle a fim de poder continuar a operar num corpo e, através do corpo, manejar coisas do universo físico, inclusive outros corpos.

A parte mais evidente da mente é reconhecível por qualquer um que não esteja em más condições. Esta é a figura de imagem mental, quando representa uma fotografia do universo físico em algum momento passado. Uma alucinação (algo sem controle) é quando criado por outrem e visto pela pessoa.

Vários fenômenos se relacionam com a identidade chamada mente. Algumas pessoas, quando fecham os olhos, vêem apenas escuridão, outras vêem imagens.

Algumas por reação física, ou espaços, mas o que caracteriza a totalidade do sistema chamado mente, é o postulado e a percepção. Milhares destes fenômenos mentais já os temos classificados.

O Thetano recebe, pelo sistema de comunicação chamado mente, várias impressões, inclusive percepções diretas do universo físico.

Além disso, recebe impressões de atividades passadas e, sobretudo, concebe coisas a respeito do passado e futuro, que sejam independentes de estímulos

imediatos, pois ele está próximo do conhecimento total. A mente não é, em sua totalidade, um mecanismo de resposta a estímulo, como a antiga psicologia marxista queria fazer crer. Possui três divisões que poderia chamar-se mente analítica, mente reativa e mente somática.

A mente analítica combina percepções do ambiente presente e passado e com estimativas do futuro e, através delas tira conclusões baseadas na realidade das situações. A pessoa sabe o que está concluindo e sabe o que está fazendo e, está consciente.

Cap. 8
A Meta

A meta não é relegar ao nada toda a existência ou libertar o indivíduo de toda e qualquer armadilha, em qualquer lugar. A meta é tornar o indivíduo capaz de viver uma vida melhor com seus semelhantes, de acordo com seu próprio ponto de vista, e de jogar um jogo melhor e em melhores condições. Quem sabe ao atingirmos esta meta ao nível de muitos indivíduos, teremos com certeza, mais pessoas felizes participando do jogo.

É aplicado de muitos modos e em muitos campos. Um método particular e especializado da aplicação no estudo do conhecimento é seu uso em indivíduos e grupos de pessoas, para a eliminação de problemas físicos, decorrentes de estados mentais (doenças psicossomáticas), e melhoramento de suas capacidades e inteligência. Processing significa exercitar verbalmente um indivíduo (pré-claro) nos processos exatos utilizados.

Nesses processos, e na sua utilização, existe uma terminologia muito extensa e precisa, e não são combináveis com outras atividades em outros tipos de ajuda.

São, no entanto, capazes de abordar ou tratar males já descritos em metodologias mais antigas, não se tendo rivais na capacidade de erradicar, com sucesso problemas tão debatidos a respeito da saúde mental. Sendo a única ciência ou estudo, capaz de produzir de modo uniforme, aumento marcante na inteligência e capacidades em geral.

Um profissional treinado e qualificado (auditor) realiza o auditing (ação de ouvir) em lugar confortável numa sala, não sendo perturbados ou interrompidos, até que se estabeleçam as metas da sessão ou o processo em pauta.

Uma sessão dura em torno de uma hora e, se repete duas ou mais vezes por semana. É possível se fazer intensivo com mais de uma sessão por dia em seqüência. É basicamente um conjunto de perguntas com respostas que levam o indivíduo (preclaro) a organizar seus pensamentos e resolver seu caso.

São comandos exatos e precisos e que podem ser executados facilmente.

Existe um código para o auditor e um para o preclaro. A ética será sempre mantida e não existe avaliação ou invalidação por parte do auditor, que conduzirá o auditing ao ponto desejável invariavelmente.

Uma pessoa que deseje ser auditada, passará por uma bateria de perguntas relacionadas com sua vida, principalmente no que diz respeito a suas dificuldades do momento. Então será preparada para iniciar uma sessão, principiando uma limpeza das áreas afetadas, projetando uma melhoria de vida nas primeiras sessões. Uma vez o fardo tendo diminuído, a pessoa começa a sentir os efeitos benéficos. Não se trata, no entanto, somente de flores, pois é na retirada dos espinhos que o alívio está sempre presente. Não se faz e não é permitido ao preclaro o uso de medicamentos, álcool ou quaisquer drogas durante o período de auditing. Não se usa hipnose ou relaxamento, pois queremos a pessoa o mais desperta possível. Não se misturam ou se permitem misturas de técnicas. O auditing é de igual padrão em qualquer parte que é utilizado. A técnica de retornar a uma época do acontecimento seria dizer que o pré-claro terá esclarecido o que gerou na época o problema. Ao reconhecer o que estava causando o problema, se sentirá muito bem, e o efeito cessará. Em que ponto o pré-claro retornará no passado, só a ele cabe avaliar. Com o passar das sessões, o indivíduo se aliviará ao ponto de conseguir clarear tudo o que apresentar de queixas: o estado de Claro. Tal estado está sendo conseguido diariamente em todas as partes do mundo, independente de credo ou raça e é constante em qualquer indivíduo persistente e de bons propósitos. O auditor se negará a receber compensações financeiras quando sinta não poder honestamente ajudar ou quando o próprio PC declarar não ter tido os resultados. Os códigos de ética deverão ser conhecidos, pois abrangem uma área nunca dantes levada em consideração na sua totalidade. O auditing só será feito na pessoa que o quiser para si, não à outra que não estiver interessada. Qualquer pessoa que possa receber e responder aos comandos pode ser auditada, cumpridas as normas para tal. A futura história da humanidade será descrita por homens vencedores, e mesmo não tendo vencidos. Então estaremos todos lá!

Cap. 9
Do que trata esta técnica?

Nesta filosofia não se misturam outras técnicas. A tecnologia aplicada é standard em todo o mundo. Não há uso de medicamentos ou quaisquer drogas. Enquanto se é auditado não é permitido o uso de álcool. A pessoa deve estar o mais desperta possível, por isso nada de hipnose, meditação e coisas alternativas.

Não é estudo ou aplicação de Psicologia, mas um novo estudo na área de saúde mental. É, isto sim, uma nova maneira da pessoa descobrir mais coisas sobre si próprio através de processos, sem a necessidade de manejar ninguém, dizendo-lhe o que e como fazer na vida.

Não se avalia ninguém e muito menos se invalida.

Espera-se ajudar as pessoas a serem mais livres e felizes, uma vez que se faz em prol de toda a humanidade, com muito amor, sem distinção de raça ou religião.

Por termos sido tão enganados no passado, a respeito de técnicas miraculosas, hoje devemos estar bem atentos e saber o que realmente FUNCIONA.

O que você já sabia ou agora compreende melhor, sei que você já estará aplicando em sua vida e ajudando pessoas de que você gosta.

Esta é a minha compreensão deste maravilhoso trabalho e sua tecnologia, deixada pelo grande amigo da humanidade, L. Ron Hubbard!

TEXTOS REFLEXIVOS:

Ponha um TUBARÃO no seu TANQUE

Os japoneses sempre adoraram peixe fresco. Porém as águas perto do Japão não produzem muitos peixes há décadas. Assim, para alimentar a sua população, os japoneses aumentaram o tamanho dos navios pesqueiros e começaram a pescar mais longe do que nunca. Quanto mais longe os pescadores iam, mais tempo levava para o peixe chegar. Se a viagem de volta levasse mais do que alguns dias, o peixe já não era mais fresco.
E os japoneses não gostaram do gosto destes peixes. Para resolver este problema as empresas de pesca instalaram congeladores em seus barcos. Eles pescavam e congelavam os peixes em alto-mar. Os congeladores permitiram que os pesqueiros fossem mais longe e ficassem em alto mar por muito mais tempo. Entretanto, os japoneses conseguiram notar a diferença entre peixe fresco e peixe congelado, e é claro, eles não gostaram do peixe congelado.

Deste modo, o peixe congelado tornou os preços mais baixos. Então as empresas de pesca instalaram tanques de peixe nos navios pesqueiros. Eles podiam pescar e enfiar esses peixes nos tanques, "como sardinhas". Depois de certo tempo, pela falta de espaço, eles paravam de se debater e não se moviam mais. Eles chegavam cansados e abatidos, porém, vivos. Infelizmente, os japoneses ainda podiam notar a diferença do gosto. Por não se mexerem por dias, os peixes perdiam o gosto de frescor. Os japoneses preferiam o gosto de peixe fresco e não o gosto de peixe apático. Então, como os japoneses resolveram este problema? Como eles conseguiram trazer ao Japão peixes com gosto de puro frescor? Se você estivesse dando consultoria para a empresa de pesca, o que você recomendaria? Quando as pessoas atingem seus objetivos tais como, quando encontram um namorado maravilhoso, começam com sucesso numa empresa nova, pagam todas suas dívidas ou o que quer que seja, elas podem perder as suas paixões. Elas podem começar a pensar que não precisam mais trabalhar tanto, então relaxam.

Elas passam pelo mesmo problema que os ganhadores de loteria que gastam todo seu dinheiro, o mesmo problema de herdeiros que nunca crescem e de donas de casa, entediadas, que ficam dependentes de remédios de tarja preta. Para esses problemas, inclusive no caso dos peixes dos japoneses, a solução é bem simples. L. Ron Hubbard observou no começo dos anos 50. "O homem progride, estranhamente, somente perante a um ambiente desafiador".

Quanto mais inteligente, persistente e competitivo você é, mais você gosta de um bom problema. Se seus desafios estão de um tamanho correto e você consegue, passo a passo, conquistar esses desafios, você fica muito feliz. Você pensa em seus desafios e se sente com mais energia. Você fica excitado em tentar novas soluções. Você se diverte. Você fica vivo! Para conservar o gosto de peixe fresco, as empresas de pesca japonesas ainda colocam os peixes dentro de tanques. Mas, eles também adicionam um pequeno tubarão em cada tanque.

O tubarão come alguns peixes, mas a maioria dos peixes chega "muito vivo". Os peixes são desafiados.

Portanto, ao invés de evitar desafios, pule dentro deles. Massacre-os. Curta o jogo. Se seus desafios são muito grandes e numerosos, não desista. Se reorganize! Busque mais determinação, mais conhecimento e mais ajuda.

Se você alcançou seus objetivos, coloque objetivos maiores. Uma vez que suas necessidades pessoais ou familiares forem atingidas, vá de encontro aos objetivos do seu grupo, da sociedade e até mesmo da humanidade.

Crie seu sucesso pessoal e não se acomode nele. Se aposente, mas invente. Você tem recursos, habilidades e destrezas para fazer diferença.

"Então, ponha um tubarão no seu tanque e veja quão longe você realmente pode chegar".

(Este texto já foi usado em MBA nos USA)
Publicação Original de Celito Medeiros - 2005.

BONSAI

Somos comparados a um Bonsai?

É um cultivo bem conhecido no oriente, especialmente no Japão. Você pega uma semente de uma grande árvore e a planta em um vaso. Ela nasce como uma árvore normal, mas desenvolve-se como uma árvore Anã. Ela tem todas as características de sua Origem, porém é muito pequena, talvez menor do que um pequeno broto ou galho de uma árvore que é a sua origem.

Se uma arvorezinha BONSAI fosse comparada à sua própria Origem, seria muito difícil e para alguns é impossível compreender o que aconteceu para esta minúscula árvore não ter conseguido ser uma Grande Árvore.

O que aconteceu?

Apenas o MEIO em que a semente germinou e cresceu era restrito, era uma prisão, não era o 'ambiente ideal', pois 'condicionaram' aquela semente para ela ser um BONSAI.

Vejo 'tantos Bonsais' não reconhecendo suas origens, não podendo CAUSAR grandes efeitos e não se reconhecendo como uma GRANDE ÁRVORE, apenas por sua aparência, mas a ORIGEM era a mesma!

O que fazer para um BONSAI poder ser uma GRANDE ÁRVORE? Pois é, esta é a resposta para se poder compreender a GRANDE ÁRVORE!

Todos os 'Bonsai' eram assemelhados à grande árvore! Eram a grande árvore! Por mais que alguém possa dizer ao Bonsai, VOCÊ é a grande árvore que está reduzida, presa em 'redomas' neste planeta Terra, e nem tem condições de compreender a grandeza do Universo, nem sabe sobre suas origens, então, ficará apenas apreciando uma ´GRANDE ÁRVORE', sem ânimo ou conhecimento para ser ela própria!

Até quando?

E os que são Grandes Árvores nada poderão fazer, mas torcer para que o BONSAI encontre a LIBERDADE e cresça à sua própria altura.

Por isto os que CULTIVAM a planta Bonsai, cultivam o saber de si mesmos!

MEMÓRIA DE PASSARINHO

Em um tempo bem distante e quase infinito, reuniram-se todos os Deuses para trocarem experiências, comentarem o que haviam feito e o quanto eles puderam melhorar suas qualidades originais de antes do começo de tudo...
Já por diversas vezes reunidos, elegeram o líder, juízes, anotadores e demais participantes do quadro de julgamento do que faziam ou competiam. Sempre que uma ação era começada, continuada e parada, eles se reuniam para discutirem o que foi bom e o que não desejam mais para os próximos eventos. Nesta ocasião em especial, estavam tratando de um novo divertimento ou jogo, para testarem suas condições melhoradas e poderem adquirir evoluções para distrações ou competições cada vez mais elaboradas.
A experiência que agora decidiram fazer e provar o efeito, um portal para uma grande floresta cheia de vida. Flores, frutas, animais, muitos rios, planícies e montanhas. Eles seriam os pássaros! Viveriam como passarinhos por um milhão de anos. Sabiam eles, de antemão, que seus corpos não resistiriam tanto e que teriam vida após vida em corpos de passarinhos até que esta ação fosse parada ou terminada no prazo previsto. Quando esta experiência terminasse, voltariam ao 'estado original de espíritos Deuses' e iriam se reunir para preparar uma nova ação mais avançada e com outras barreiras, um jogo sempre melhor...
Fora do jogo de corpos de passarinhos, ficou apenas a comissão que assistiria esta aventura, seriam os guardas do lado de fora. Afinal, todos os Deuses em corpos de passarinhos, não teriam as condições básicas ou memória de quem de fato eram antes do jogo, esta era a grande barreira. Não poderia mesmo ser diferente, viver em corpos de passarinho e ao mesmo tempo serem Deuses não seria possível ou não teriam barreiras, portanto, não teriam vitórias!
E assim, os Deuses entraram no portal para viverem como passarinhos, naquela linda floresta. Cada um havia escolhido que passarinho desejaria ser e assim foi. Sim, foi muito divertido. Passava o tempo, morriam os corpos e eles então, ficavam à procura de novos ninhos em suas famílias, em busca de ovos para fazerem ali seus novos corpos.

Claro que algumas vezes tinham que enfrentar fila, mas sempre davam um jeito de assumirem novos corpos, sem se darem conta de que de fato, ERAM DEUSES!

Do lado de fora, tudo era acompanhado pela comissão. Possivelmente não era tão divertido como estar lá vivenciando aquela experiência. Porém, tiveram também suas experiências e mente desocupada... (???) Um Deus da comissão teve uma ideia brilhante no ponto de vista dele. Não se preocupou em pensar no ponto de vista dos que estavam no jogo como passarinhos, ao contrário, achou muito divertido, sem que ninguém soubesse na comissão, fazer um joguinho particular: Ele iria interferir, fazendo com que os passarinhos dependessem para tudo, ou seja, criou a condição de que ele é quem havia criado tudo, incluindo os próprios passarinhos!

Quando a experiência acabou, um milhão de anos depois, foi des-criado o portal e pouquíssimos Deuses retornaram à condição original. Os demais passarinhos continuavam pensando que eram criaturas passarinhos e não os próprios criadores do campo de jogo ou a floresta... Agora, apenas em espírito, todos estes passarinhos ficaram 'prisioneiros' daquele Deus da comissão! Insistentemente os Deuses que conseguiram sair sem ficarem presos nas armadilhas, tentaram convence-los de que eles não eram passarinhos. Não funcionava. De fato, tentaram de tudo, até que desconfiaram de que algo fora do jogo havia acontecido... Reuniram-se todos os que haviam conseguido sair do jogo e a comissão, para discutir esta questão dos Deuses presos no jogo. O que poderiam fazer? E o Deus sacana calou, dava apenas pistas falsas e ideias que não levariam a nada. Então, só havia de fato uma maneira de resolver. Descobrir o que havia acontecido! Muito tempo passou até que finalmente um dos Deuses descobriu que todos os demais passarinhos foram vítimas do Deus da comissão, pois conseguiu provar como ele teria feito isto e porque alguns não tinham ficado presos na estratégia dele. Afinal, apenas os que nunca deram bola para aquele Deus, não foram presos por sua vontade e traição, não deram 'ouvidos' para ele, nem mesmo na condição de passarinhos, era algo muito forte dentro deles mesmos. Enfim, o causador de tudo descoberto, a maneira como fez a trapaça também, mesmo assim tiveram dificuldade em passar isto para os 'passarinhos prisioneiros' que só obedeciam ao Deus da comissão. Os prisioneiros estavam na condição de passarinhos, não tinham condição de compreender tudo aquilo, suas mentes eram desprovidas da memória divina! Então, só houve uma solução: Começar o jogo novamente, para poder então, libertarem os passarinhos prisioneiros daquela condição. Não pensem que foi algo fácil. Afinal, apenas membros da comissão é que tinham a memória de tudo, da verdade, da origem de tudo para fazerem com que os passarinhos religassem às condições básicas que possuíam. Finalmente, chegaram à conclusão que um membro da comissão iria para a floresta com a intenção de ajudar os demais a compreenderem a situação, precisava ele ter também um corpo de passarinho! Quando este bom deus da comissão foi viver com os demais, percebeu que a dificuldade era muito maior do que os de fora pensavam. Tentou diversas formas de fazer com que os passarinhos compreendessem o jogo e que eles próprios eram Deuses e não criaturas. Que aquele que eles admiravam não era o deus que eles elegeram como líder do jogo, mas um outro que os havia traído. Passou diversos ensinamentos, meios como os passarinhos poderiam se tocar, mas nada adiantava... Até que ele próprio perdeu o corpo de passarinho. Mas, ele tinha uma condição diferente dos demais, não estava preso nas armadilhas do deus da comissão. Assim, este bom Deus da comissão, novamente teve um corpo de passarinho, agora com mais experiência no sentido de tentar salvar os demais. Quando novamente começou a contatar os passarinhos, com mais incisão, com até certa rebeldia com os costumes deles, alguns até tentaram compreende-lo, mas a grande maioria queria mesmo é que ele morresse! Ele insistiu e disse que voltaria novamente. A última notícia que eu soube é que ele voltou e com mais experiência ainda (agora mestre de jogos), conseguiu finalmente a liberdade de alguns passarinhos e estes, não abandonaram a floresta, continuaram a viver nela para poderem levar a liberdade para os demais. Não está sendo fácil, os passarinhos nem imaginam, mas existe certeza de que todos eles conseguirão finalmente compreenderem o jogo, entenderem que também eram Deuses e que juntos em concordância haviam criado tudo! Este se tornou o jogo dos jogos, afinal, era o *jogo de libertação*!

CORAGEM e FRACASSO

Coragem poderia ser resumida em:
a) Estar disposto a causar algo;
b) Ir adiante para conseguir o efeito do que intencionou (postulou, desejou),
contra todas e quaisquer possibilidades contrárias.
- Não existe Fracasso, simplesmente não existe tal coisa.
No entanto, para quem encontrar razões para fracassar, por certo terá encontrado uma contra intenção no que desejava.
Todo fracasso é causado apenas por tal pessoa em levar adiante tudo aquilo que foi a primeira intenção, ao ter mudado de intenção, colocando-se como efeito e não como causa, criando o fracasso...
- Assim, em tudo, há que se ter persistência para 'fazer acontecer'!
Então, quem sabe, até milagres serão possíveis!
Para remover grandes montanhas, é bom começar pelas pedras menores.
- Ser um sábio em relação ao conhecimento subjetivo, já é possível e, pode estar mais perto do que alguém possa imaginar.
Quanto aos Jovens de Hoje:
Quem tem metas está sendo Causa e deseja criar o Efeito.
Alguns procuram 'razões para o fracasso', analisando possibilidades na contramão do que desejavam.
Ao invés de serem Causa para se tornarem um Efeito, sem terem a persistência em fazer acontecer.
Sim, esta é uma geração nova, mas encontraram velhas barreiras, semelhantes aos da geração Paz e Amor de seus pais...
Muitos nem sabem o que aconteceu de fato em Woodstock e quem estava por trás da destruição dos jovens com drogas, luz negra e efeitos das luzes estroboscópicas.
Continuam perdidos sem saber quem são, de onde vieram e para onde irão...
Felizmente não são todos´

FIM

Melhoramentos de Vida
(Edições consecutivas de 1998 a 2018)

BIBLIOGRAFIA:
"A ciência moderna da saúde mental"
Os efeitos do espírito sobre o corpo
A Dinâmica da Vida
Publicações: Altos e Baixos, Manual para pré-claro, O caminho para a felicidade, Um novo ponto de vista sobre a vida, A evolução de uma ciência, Tese Original, Fundamentos do Pensamento, A história do Homem, Os problemas do Trabalho.
L. Ron Hubbard

Proposta
Relato onde o autor comenta seu entendimento, a respeito das obras de L. Ronald Hubbard e sua tecnologia de ajuda, tendo como origem o pensamento do Dr. Anastasius Nordenholz.
A pesquisa realizada pelo autor através de seus estudos e a comprovação funcional.
Organização do Ron – Ron's Org.

Celito Medeiros é Engenheiro aposentado, Perito Judicial,
Filósofo, Escritor / Poeta e Artista Plástico.

Contato com o autor:

Celito Medeiros
Rua São Januário, 944 Jardim Botânico
Curitiba – Paraná   80.210-300
Telefax (041) 3264-2177

www.celitomedeiros.com.br
www.facebook.com/CelitoMedeiros